認知症 *plus*
コミュニケーション

怒らない・否定しない・共感する

大庭輝・佐藤眞一 著

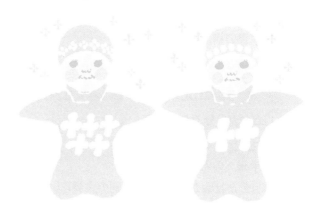

日本看護協会出版会

● 本文イラスト(p31、p61、p113)
新田慈子(大阪府社会福祉事業団OSJ研修・研究センター客員研究員)

第 1 章

なぜコミュニケーションが大事なのか?

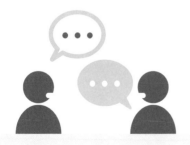

　以下は、入院中の認知症のタケダさんと看護師のある日のやりとりです。

▶デイルームで独り座ってテレビを眺めているタケダさん…

タケダさん　さて、そろそろ帰ろうかな。

看護師A　タケダさん、そんなこと言わないでもう少しゆっくりしていったらどうですか?

タケダさん　いやいや、大丈夫。帰って仕事をしないといけないから。どうもありがとう。

▶立ち上がり杖をつきながら病棟から出ていこうとするタケダさん

看護師A　(慌てて) タケダさん!

タケダさん　うん?

看護師A　せっかくいらしたんだし…。ゆっくりしていってください。

タケダさん　ありがとう。でも忙しいから (少しずつそわそわしてくる)。それじゃあ。

▶看護師Aとのやりとりを見ていた看護師Bが加わる

看護師B　　タケダさん、今お迎えを呼んだらもうしばらく時間が
かかるみたいです。こちらで待っていてください。

看護師A　　お茶でも飲みましょう。

タケダさん　いやもう帰るよ…遅いし。

看護師B　　お迎え呼んでますから。もう少し待ちましょう。

タケダさん　そんなん知らん!!

看護師A　　タケダさん!

▶興奮して杖を振り上げたりしててんやわんや。看護師も手を替え品を替え、どうにか落ち着いてデイルームに戻るタケダさん

　認知症ケアに携わる方なら、誰もが似たような光景に出会ったことがあるのではないでしょうか。入院しているのに、なぜタケダさんは帰ろうとしたのでしょうか?なぜ怒ったのでしょうか?

　認知症の人は私たちが不思議に思うさまざまな行動をとります。看護師とのコミュニケーションの中で、タケダさんはどのようなことを考え、感じ、体験していたのでしょうか?

　本書を読み終えた時には、タケダさんの行動の理由がきっとわかると思います。

② 認知とは何か

　「認知症という言葉を知っていますか?」と訊ねると、ほぼすべての人が知っていると答えます。一方、「認知とは何ですか?」と

訊ねると、途端に答えられる人が少なくなります。そもそも、認知とは何なのでしょうか?

私たちは、目や鼻、耳など、さまざまな感覚器官から外界の情報を取り入れています。たとえば、目は光を感じ取り、鼻は空気中の化学物質を、耳であれば空気中の振動を感じ取ることで、見たり、匂いを感じ取ったり、音を聞いたりしています。

図1-1の物体は何を表しているでしょうか? 答えはリンゴです。言うまでもありませんね。なぜ私たちはこれをリンゴだと理解できたのでしょうか? 実は、これが認知するということなのです。

私たちは、外界からの刺激を脳の中で処理しています。視覚、聴覚、嗅覚、味覚、触覚といった、いわゆる五感については多くの人が聞いたことがあると思います。

視覚であれば赤い「色」や丸い「形」などが認識され、嗅覚では甘酸っぱい「匂い」を認識します。触覚からはツルツルとした「手触り」を認識します。このように、外界から取り入れた情報に一時

図1-1 赤くて丸くてツルツルしていて、甘酸っぱい香りや味がするものと言えば?

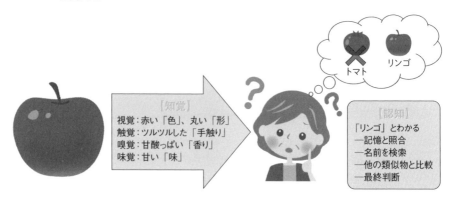

的な意味づけを行うことを「知覚」といいます。

　知覚の段階では、リンゴをみて赤い、丸いということは認識できても、それがリンゴだとは認識していません。赤くて丸い、ツルツルしたものといえば、トマトなど他にもあります。

　私たちは、知覚した情報を基に、過去の記憶や経験、知識などを検索したり、比較したり、統合したりすることによって、最終的に「これはトマトではなくリンゴだ」などと判断しています。

　このように、知覚した情報を統合していくためのプロセスのことを「認知」といいます。認知症は「認知」が障害されますから、赤い色、丸い形、甘酸っぱい匂いといった知覚はできても、それらの情報を統合することが難しくなるので、結果的にリンゴだということがわからなくなるのです。

　知覚も認知症の進行に伴って低下してきます。たとえば、嗅覚が低下したら、家がゴミ屋敷になっても気にならなくなるかもしれません。触覚の機能が低下したら、暑さや寒さを感じにくくなって季節に合わせた服を選ぶことが上手くできなくなるかもしれません。

　ただ、この段階では認知症の人が言葉で自身の体験を語ることが難しい場合も多く、外界の刺激をどのように知覚しているのか、行動観察により推測しなくてはならないこともあります。

3 認知症の予防や治療はできるのか？

　2020年の7月にイギリスの医学雑誌ランセットの委員会が、認知症の予防や介入、ケアに関する報告書を出版しました[1]。その中

では、認知症の発症リスクを高める要因のうち40%は修正可能だと結論づけられています（図1-2）。

　修正可能な要因として挙げられたものは、若い頃であれば教育歴、中年期の頃だとアルコールの多飲や肥満、晩年では喫煙や糖尿病、社会的孤立や大気汚染などでした。心理的、環境的な要因も含まれていますが、基本的には生活習慣を整えることが多くの要因を改善するためには大切であることが示されています。

　一方、修正不可能な60%のリスク要因としては、年齢や性別、人種、遺伝的な影響などがあります。たとえば、アポリポタンパクE遺伝子のうち、E4という型を持っている人はアルツハイマー型認知症の発症リスクが高いことが知られています。

　認知症の原因解明、そして治療に向けて、さまざまな薬の開発やiPS細胞を用いた研究も盛んに行われてきています。しかしながら、アルツハイマー型認知症のような、神経細胞が徐々に失われていく変性疾患を治す方法はまだ見つかっていません。

　近年、「認知症予防」という言葉がとても広まっています。生活

図1-2　認知症の修正可能な要因

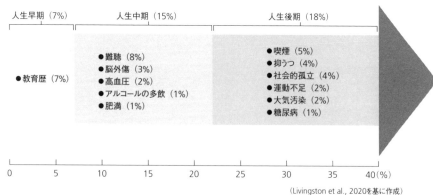

（Livingston et al., 2020を基に作成）

習慣の改善だけでなく、地域の体操教室に参加したり、脳トレをしたり、ボランティアなどの社会活動をしたりなど、さまざまなものがあります。

　認知症予防が謳われ多様な活動が行われていることからは、人々にとって認知症がどれだけ恐れられているかをうかがい知ることができます。医学的な研究でも、認知症を予防するための因子の同定や認知症予防活動に対する効果検証が行われています。

　ただ、これらの研究により認知症の予防因子や効果的な活動がわかれば認知症にはならない、ということでもありません。研究で示すことができるのは多くの人にとっては有効かもしれないということであって、全員に当てはまるわけではないからです。どんなに頑張って認知症予防活動をしたとしても、認知症になる時はなってしまうのです。

　また、世界保健機関[2]のガイドラインによると、認知症予防に関する介入の多くは効果がはっきりしていないことが指摘されています。とはいえ、飲酒や喫煙を控えることは、利益はあっても害は少ないですし、社会活動をすることは健康や幸福感とも関連するため、実施すること自体は推奨されているものも多くあります。

　現在の医療水準では認知症そのものを治すことはできません。しかし、認知症に伴って起こる生活上の困難については工夫次第で改善することも可能です。

　したがって、認知症の人とのかかわりの中では、医学的な側面だけでなく生活そのものを見てケアの工夫を考えることが求められます。そのためには、認知症の人の心の世界を理解しようと努める必要があります。

4 生活環境を改善すれば認知症とは 言われない!?

　アメリカ精神医学会[3]が2013年に発行した精神疾患の診断と統計マニュアル第5版（DSM-5; Diagnostic and Statistical Manual of Mental Disorders fifth edition）では、認知症の診断基準の一つとして、①複雑性注意、②実行機能、③学習と記憶、④言語、⑤知覚―運動、⑥社会的認知の6つのうち1つ以上に、以前の水準と比べて機能低下が見られることが挙げられています。

　また、世界保健機関[4]が2018年に公表した、疾病及び関連保健問題の国際統計分類の第11回改訂版（ICD-11; International Statistical Classification of Diseases and Related Health Problems）では、記憶や実行機能、注意、言語、社会的認知、判断、精神運動速度、視空間認知能力などの認知領域の2つ以上に、以前の水準と比べての低下が見られることと記載されています。

　「認知」と一言で言っても、どのような認知機能に障害があるかは人それぞれ異なりますし、日常生活での困りごとも変わってきます。

　認知症の診断基準には、「認知機能障害により日常生活に支障があること」というのもあります。逆に言えば、たとえ記憶障害があったとしても、そのことで日常生活が困難にならなければ認知症とは診断されないのです。

　認知症の人に優しい地域づくりが政策として進められています。政策というと話が大きくなりますが、普段私たちが接する身近な認知症の人一人ひとりが暮らしやすい環境づくりを考えていくことが

大切です。

　そのためには、認知症の人が何に困っているのか、当事者の声を丁寧に「きく」という営みが欠かせません。

5 | 話を「きく」ということ

　生活の中に生じるさまざまな障害を取り除くためには、認知症の人の話を「きく」ことが大切です。この「きく」という言葉には複数の意味が含まれています（表1-1）。

　まずは「訊く」。これは相手に何かをたずねることをいいます。もう一つは「聞く」です。これは音が自然と入ってくる状態のことを意味します。たとえば、「誰かが話している声が聞こえる」というような使い方をします。そして、「聴く」があります。これは自分から意識的に相手の話に耳を傾けることを意味します。

　人と会話をするときには、「聴く」姿勢が大切です。漢字を見ても、「訊く」は口しか、「聞く」は耳しか使いません。一方で「聴く」という文字は、耳だけでなく目や心も使われています。

表1-1　「きく」の違い

種類	定義
●訊く	相手に何かをたずねること。
●聞く	音が自然と入ってくる状態のこと。
●聴く	意識的に相手の話に耳を傾けること。

目を使うというのは、相手の非言語的なメッセージにも気を配ることです。心を使うというのは、ただ話を音として聞くのではなく、相手の語る内容をあたかも自分のことであるかのように感じとることです。

　たとえば、話を聴いていると、沈黙が生じることがあります。沈黙は気まずいと感じる人は少なくありません。この時大切なのは沈黙の意味を考えることです。

　単に会話が途切れただけかもしれませんし、話をしたくないという拒絶の表れかもしれません。逆に、自分が考えごとをしているために沈黙が生まれている場合もあります。

　沈黙という現象は同じでも、その理由は異なります。会話の際に沈黙が生じたときは、その沈黙に相手のどんな心の状態が反映されているのかを聴く姿勢を意識してもらいたいと思います。

　臨床心理学者のカール・ロジャースは、パーソン・センタード・アプローチというカウンセリング理論を提唱しました。この理論では、①純粋性、②受容（無条件の肯定的配慮）、③共感的理解、の3つの要素を重視しています[5]。

　純粋性とは、自分の感じている感情や態度が相手に向けて表現されるときにも一致していることをいいます。私たちは建前と本音を使い分けることがありますが、これが相手に伝わってしまうと、相手も本音を語ることはしないでしょう。相手の話を聴くためには、ありのままの態度で接することが大切だと考えられています。

　受容とは、相手に対して無条件の肯定的な配慮を示すことです。人の話を聴いている時、相手の発言と自分の考えが違っているとついつい指摘したり、評価したりしたくなってしまうことがあります。すると、相手はこちらの顔色をうかがうようになり、自由に話をす

ることができなくなってしまいます。相手のことを否定することなく、どんな感情に対しても受容し寄り添うことが必要です。

共感的理解は、相手が感じている感情を聴き手が正確に感じ取り、相手に伝えることを言います。相手が怒った出来事についての話を聴いているうちに、その感情に巻き込まれて自分も一緒になって怒ってしまうこともあります。共感的理解は相手の感情をまるで自分のことのように感じ取りますが、それを自分自身の感情と混同させないことが求められます。

このようなロジャースのカウンセリング理論は、相手の話を傾聴する際の基本的な態度として広く認識されています。そして、認知症ケアの考え方として普及しているパーソンセンタードケア（第2章参照）の考え方にも引き継がれています。

6 | かかわることの大切さ

感覚遮断実験という心理学の研究があります[6]。その名の通り、視覚や聴覚といった感覚を限りなく遮断するのです。このような実験は今では倫理的な問題から実施することができませんが、昔は行われており参加者がどのような体験をしたかが報告されています。

この実験では、参加者は円筒型の閉鎖環境室に72時間孤立させられました。この部屋の中は防音で遮光された環境で、外からの音は聞こえませんし、室内も薄暗い環境です。

このような状況の中で生活するとどうなったかというと、2日目には自動車や飛行機、サイレンなどの音や人の話し声が聞こえると

いった幻聴が生じ、3日目には衝動的・攻撃的な感情が現れました。さらに時間が過ぎると、「動くのが嫌」、「考える気がしない」など抑うつ的になりました。

この研究で注目すべきは、参加した協力者は全員が若くて健康な大学生であったことです。健康な若者であっても、感覚を遮断された状況下では抑うつ的な思考や被害妄想、幻覚などを体験するのです。

これを高齢者に置き換えてみるとどうでしょうか。視力の低下でほとんど目が見えない人もいるでしょうし、難聴により耳が聞こえない人もいます。寝たきりの人であれば、皮膚の刺激もほとんどなく、光や匂い、音もほとんどない環境かもしれません。胃ろうを造設していたら、味を感じることもありません。つまりは、日常生活が感覚遮断状態なのです。

このような状態が継続しているのであれば、たとえば大きな声で叫んだり、攻撃的になったり、逆にぼんやりとした様子が見られても不思議ではありません。

私たちが人とかかわろうとするのは、相手からの反応があるからです。相手から反応がない、つまり無視されるようなことが続くと、次第にその人に接する頻度は減っていくでしょう。

このようにして、少しずつ人とのかかわりは減少していきます。寝たきりの人などは反応も乏しいため、声をかけたりすることに次第に意味を感じられなくなることもあるかもしれません。

ですが、そんなことはないのです。自分にとっては意味が感じられなくなることもあるかもしれませんが、相手にとっては声をかけることで音刺激を受け取ることができます。それ以外にも、部屋に香りのよいアロマを焚いてみたり、手を握ったりと、嗅覚や触覚を

刺激することも同時にできるでしょう。

　感覚遮断状態にある人は、外界と隔絶した状態です。そこでは、自分の内的な世界に閉じこもるしかありません。私たちがさまざまな形で接することは、その人が外の世界とつながるためのきっかけになっているのではないでしょうか。

　ケアを必要とする人がどんな状態であってもかかわりを続けること、それはとても大切なことだと思います。

⑦ | 本書の構成

　本書は認知症の人とのコミュニケーションをテーマにしています。認知症になると次第にコミュニケーションが難しくなり、人とのかかわりが減っていきます。認知症の人が私たちとかかわる時にどのような気持ちでいるのか、私たちはそれをどのように理解したらよいのか、どうしたらコミュニケーションを増やせるのか、心理学の視点から考えてみたいと思います。

　第2章では、認知症の人の苦しみを考察します。認知症と診断されることはその人にとってどのような体験なのでしょうか？認知症の人が抱える苦しみはどのようなものがあるのでしょうか？そして、私たちはその苦しみにどのように向き合うことができるでしょうか？コミュニケーションは相手を理解することから始まります。

　第3章では、認知症の人のコミュニケーションについて取り上げます。認知機能が低下することで、コミュニケーションにどのような困難が生じるのか、私たちはそれに対してどう気を配ることがで

きるのか、考えてみます。

　第4章では、私たちが開発した日常会話から認知症の評価を行う「日常会話式認知機能評価CANDy（キャンディ）」を紹介します。認知症の人とのコミュニケーションを増やすために、CANDyの評価法を通して、具体的な会話の仕方や、認知症の人からの応答の背後にある心理について探ってみます。

　第5章では、CANDyを高齢者施設で活用した事例や、医療機関で行っている最新の研究成果について紹介します。実際にどのような使われ方をしているのか、評価法の課題は何か、今後どのような活用可能性があるのかを知ることで、読者の皆さんに現場で活用してもらいたいと思っています。

　認知症は誰にとっても身近な問題です。若い人にとっては遠い将来の出来事だと思うかもしれませんが、両親や祖父母など、自分よりも先に老いていく人たちが認知症になるかもしれません。この本を手に取った皆さんの多くは既に専門職として認知症の人とかかわっていることでしょう。

　幸せな生活は誰もが望むことだと思います。病気になってしまうこと自体は不幸な出来事かもしれません。「誰にも迷惑をかけずピンピンコロリで死にたい」と話す人はたくさんいます。とはいえ、誰もが望むような生き方や死に方をできるわけではありません。

　たとえ認知症になったとしても幸せな老いを迎えられるよう支援するために、本書を役立ててもらえたらと願っています。

第 2 章

認知症の人の苦しみを
考察する

① 自分が自分でなくなっていくとき

1 » 自分が認知症だと診断される過程

　最近では耳にすることが少なくなったように思いますが、認知症の早期診断は早期絶望ともいわれていました。それくらい、認知症と診断されることは本人にとって衝撃的な体験です。

　実際、認知症の評価をする心理検査を行ってみると、「私は大丈夫ですか？」、「認知症だけにはなりたくないんです」と不安そうに結果を訊ねてくる人もいますし、検査の前に自宅で練習してくる人もいます。日本人の死因の第一位は悪性新生物（癌）ですが、高齢者の中には癌になるよりも認知症になる方が怖いと思っている人もたくさんいます。

　認知症は一昔前には痴呆と呼ばれていました。「痴」は「おろか、頭の働きが鈍い」という意味で、「呆」にも「おろか、ばか」といった侮蔑的な意味が含まれています。

　このような言葉の問題もあり2004年に認知症と名称が変更されることになったのですが、未だに認知症になると何もわからなくなる、認知症にだけはなりたくない、といった声を聞くことも少なくありません。このような認知症に対する偏見も、診断されることへの不安や恐怖につながっています。

　認知症になったら本人は病気のこともわからなくなるから辛いということなんてないだろうと思われている時代もありました。このような状況が変わったのは、痴呆から認知症に名称が変わったのと

同じ年である2004年に京都で開かれた国際アルツハイマー病協会の国際会議で、若年性認知症の男性が自分自身のことを語ったことがきっかけです（注）。

この出来事を境に、「認知症になると何もわからなくなる」というそれまでの認識に変化が起こりました。次第に自分のことを語る認知症の人が増え、認知症当事者の団体も設立され、認知症の人自身の視点から政策に対する提案や要望が発信されています。

認知症や、その前駆段階である軽度認知障害（Mild Cognitive Impairment; MCI）と診断された人が、どのような生活を望んでいるかを調べた研究があります[1]。

この調査では、認知症やMCIの診断を受けて間もない高齢者に対して面接を行ったのですが、生活の願望として最も多かったのはいずれの高齢者も「今の生活を維持・継続したい」であり、続いて「健康で元気でいたい」というものでした。

多くの認知症は進行性の疾患です。認知症に対する理解が進んできたとはいえ、診断されたことで、いずれは何もできなくなってしまうのではないか、家族に迷惑をかけてしまうのではないかと、さまざまな不安や苦悩を抱えることになります。

MCIや認知症と診断された人が抱いている生活の願望は、このような感情を反映しているのだと思います。

注）認知症の本人の社会的発言として正式に記録されている最初の例であるが、この男性の症状や主介護者である妻の心境などについてはあまり知られていない。詳しくは、佐藤眞一著（2012）『認知症「不可解な行動」には理由（ワケ）がある』SB新書, pp. 36-53を参照のこと。

2 » 会話を取り繕い、言いたいことが言えない

　アルツハイマー型認知症の人の会話では、「取り繕い」がよく見られます。取り繕いとは、こちらが訊ねたことについてその場しのぎに返ってくる反応のことをいいます。

　たとえば、「昨日はどこかに行きましたか？」と訊ねると、実際はどこにも行っていないにもかかわらず、「近所の公園に散歩に行った」などと答えます。

　取り繕いはその場しのぎの応答なので事実とは異なるのですが、考え込んだりする様子もなく自然に返事が返ってくる場合も多いので、その場で聞いているだけだと本当なのかそうでないのかが判断することが難しいことも少なくありません。あとで介護者など本人の生活をよく知る人に訊ねると、本人の話と全く違う状況で驚かされることがあります。

　会話を取り繕う認知症の人の心理はどのようになっているのでしょうか？　オーストラリアのクリスティーン・ボーデンさんは、若年性認知症の当事者として、自らの体験について綴っています[2)]。

　その中で、自分は取り繕い作戦が上手く、短い間であれば一緒にいても病気だとほとんどわからないよう振る舞うことができる一方、間違えないようにするには何をするにも大変な努力とコントロールが必要だと語っています。

　このような体験をボーデンさんは「心の中では爪を立てて絶壁に張り付いている感じ」であると喩えています。私たちが何気なく当たり前に行っていることでも、認知症の人がそれをするにはとてつもないエネルギーを必要としています。

　「わかっていない」と誰かに思われることは自尊心が傷つく体験

です。私たちも、何かを訊ねられた時に実際には詳しくわかっていないのに、ついついわかったように振る舞ってしまうことがあるかと思います。そうすることで、自尊心が傷つくのを防いでいるのです。

　認知症の人自身も、何かを訊ねられたことはわかっていますし、何か答えなくてはというのはわかっています。ただ、記憶がなかったり、判断ができなくなったりしているために、上手く答えることができません。

　答えることができないと自尊心が傷つきます。「おかしな人だと思われたくない」という気持ちから、必死になって自分は正常であると見せる努力をしていることもあるかもしれません。

　このように、自らの自尊心を守ろうとする結果、相手の話に合わせたり、その場しのぎのことをいってごまかしたり、といった行動が現れるのです。

　言いたいことが言えない、というのはどのような体験なのでしょうか？この背景には、相手の話している内容を理解できないということと、内容は理解し伝えたいことはあるけれども言葉が出てこないということの2つの側面があります。

　たとえば、次の文章は何を訊ねているでしょうか？　「Qu'est-ce que tu as fait hier？」。多くの人は答えられないのではないでしょうか。これはフランス語で「昨日は何をしましたか？」と訊ねています。発音が聞き取れなければそもそも何を言っているかわかりませんし、ゆっくり話してもらってなんとか発音が聞き取れても単語の意味がわからなければやっぱりわかりません。

　また、英語で昨日あった出来事を話してくださいと頼まれたらあなたはどう答えるでしょうか？　英語がよほど得意な人でなければ、

言いたいことはあるけれども、片言程度しか言葉が出てこずもどかしい思いをするのではないでしょうか。

外国語を例にしましたが、認知症の人は母国語であっても似たような状況になっているものと思われます。相手が何を言っているのかわからない、言いたいことがあるけれども上手く言葉にできない。このような状況はとてももどかしいですし、会話をすることに苦痛や恐怖を感じるようになるかもしれません。

3 » 相手に合わせざるを得ない

私たちは日常生活を送る上で必要なことは自分でできますし、自分で自分をコントロールでき自己決定できているという感覚を持っています。このように、自分で日常生活を送ることができる能力のことを「自立性（Independence）」、自分で自分をコントロールできている感覚のことを「自律性（Autonomy）」といいます。

認知症予防や認知症ケアでは主に「自立支援」が謳われています。できる限り自分の力で日常生活を送れるよう支援しましょうという考え方です。一方で、認知症では次第に自律性も失われていきます。

「ケーキが食べたい」と思っても自分では買いにいけないので介護者に頼るしかありません。ただ、介護者に「糖尿病なんだから我慢して!」と言われてしまうと、自分の意思と現実に乖離が生じてしまいます。

これは、他者に自分をコントロールされた状態、すなわち「他律」の状態です。自分の気持ちと現実が異なる、このような苦しみを認知症の人は抱いているかもしれません。

「学習性無力感」という現象があります。無力であることを学習

してしまうことで、環境を変化させることを諦めてしまうというものです。

　学習性無力感は、犬に電気ショックを与えた時の反応について調べた実験により発見されました。この実験では、最初に犬たちをそれぞれ、①電気ショックが与えられた時にその場から逃げられるグループ、②逃げることができず電気ショックを与えられ続ける環境におかれるグループ、③電気ショックを与えられないグループの3つに分けました。

　結果としてどのようなことが観察されたかというと、逃げることができず電気ショックを与えられ続けた②のグループの犬は、その後逃げられる環境に移された場合にも、そのまま動くことなく座り込んで電気ショックを受け続けたのです。

　人は本来自律的な存在です。自律を奪われ続けたその先にあるのは、「自分にはどうにもできない」という無力感、そして「何をしようとしても無駄だ」という諦めなのです。

4 » 他人に見せたくない嫌な自分を見せてしまう

　誰もが、人には知られたくない自分の一面を持っています。相手との関係性が悪くなることを気にして、思ってはいるけど口に出さないということもあるでしょう。

　人には、喜びや悲しみ、怒り、不快など、さまざまな感情が備わっています。いつもニコニコと笑顔でいて、周囲からいい人と思われている人でも、心の中では怒りの感情を感じたり、不満を持ったりしていても不思議ではありません。

　感情は自然と湧いてきてしまうものなので、感情が生じないよう

に自分でコントロールすることは困難です。ただ、その時に頭に浮かぶ言葉である思考や行動はコントロールすることが可能です。

たとえば、怒りを感じたとしても「相手にも何か事情があったのかもしれない」と思考を改めたり、「ここで相手に怒鳴ってしまってはこれから付き合いにくくなるから冷静に話し合おう」などと怒鳴るという行動を抑制したりと、その場に適応できるよう思考や行動をコントロールして生活しています。

人間は社会の中で生活していますから、その中で生き延びていくためには、自らの心の内を上手く隠し、相手によく見られるよう外面の自分を演じることが必要です。

認知症になると、相手の気持ちを推測したり、自分の行動を抑えることができなくなったりしてしまいます。このような状況では、思ったことをそのままストレートに伝えてしまい相手の感情を逆なでしてしまったり、自分の嫌な側面も相手に見せてしまったりします。

その結果、相手との関係性が気まずくなってしまうことも少なくありません。「なんであんなこと言ってしまったのだろう」、「なんで人付き合いが上手くいかないんだろう」と悩んでいるかもしれません。

また、人には言えない自分は、利己的だったり、意地悪だったりするかもしれません。嫉妬心や卑しい欲望を持っている場合もあるでしょう。これは自分自身が持つありのままの感情です。

人前で裸の肉体を晒すのは恥ずかしいものですが、裸の心を晒け出してしまうかもしれない、という恐怖や不安、恥の感覚も認知症に対する恐怖につながっているかもしれません。

2 │ 日常生活を送れなくなるとき

1 » 趣味や食事を楽しめない

　活動的だった人が、ぼんやりしていることが増えたり、今まで楽しんで行っていた趣味を楽しまなくなったりすることがあります。このような意欲の低下は、認知症の症状としても現れますし、うつ病の症状の一つとしても知られています。認知症が進行するにつれて、これまでに当たり前のようにできてきたことが上手くできなくなってきます。

　たとえば、囲碁を趣味にしていた人が、だんだんと碁石をどう置けばよいか先の展開を読むことが難しくなったり、そのことによって負けが続いたりするようになります。すると、だんだんと囲碁をすることが苦痛になってくるのです。

　本人も「何だかおかしい」と不安に捉われ、気分の落ち込みも強くなっていきます。うつ病は認知症発症の危険因子であることが知られています。一方で、認知症に伴って生じたさまざまな生活の困難がうつ病を引き起こすこともあると考えられています。

　無気力（アパシー）はうつ病と似たような意欲が低下した状態が見られますが、うつ病による意欲の低下は本人が何かしらの苦痛を感じているのに対し、アパシーの場合はそうした感情を抱いていないという特徴があります。

　私たちはたとえば、空腹を感じたことをきっかけに「ご飯を作ろう」「ご飯を食べに行こう」と行動が動機づけられます。一方で、

アパシーの人は何かのきっかけがあっても行動への動機づけが生じにくく、自発的に行動を開始することが難しくなっています。

　動機づけの問題は行動だけでなく感情や認知的な側面にも及び、楽しい、悲しいといった感情が湧くことが減ったり、自分自身の身体の状態について無関心になったりもします。

　アパシーの場合、本人自身はあまり苦痛を感じていないかもしれませんが、このような自発性が低下した状態は身体的・精神的活動の低下を招きますし廃用症候群にもなりかねません。本人が再び生活を楽しめるような働きかけをすることが必要になります。

　本人が自発的に何かを行うことが難しくなっているため、簡単な作業を一緒にやってみたり、自発性がなかなか出てこない場合には音楽や映像といった受動的な刺激を一緒に楽しんでみたりすることが大切でしょう。

　認知症の人の中には、食事が上手くできない人もいます。その理由はさまざまにありますが、食べ物を食べ物として認識できなかったり、箸やスプーンを上手く使えなかったりすることなどが考えられます。

　うつ症状により食欲が減退している場合もあります。うつ症状のある人は食欲がないだけでなく、「何を食べても砂を噛んでいるような感じで味がしない」と、食事をおいしく食べられていないという話もよく出てきます。

　食事は誰にとっても楽しみです。特に、日本人は「今日は麻婆豆腐、明日は焼き魚、明後日はパスタ」のように、和食だけでなく中華やイタリアンなどさまざまな国の料理を取り入れており食事に多様性を持つ国民です。友人同士や、新しく知り合う人と関係性を深めるために一緒に食事に行くということも多々あるでしょう。

食欲は人間の基本的な欲求ですし、食べないと生きていくことができません。さらには、食事には単なる生命維持以上の役割も含まれているのです。

認知症の人の中には「ご飯はまだ？」と繰り返し訊ねてくる人がいます。この発言の背景には、もしかしたらお腹が空いているだけではなく、コミュニケーションを求めているということもあるのかもしれません。

2 » 家事ができない

遂行機能障害が起こると、家事をすることが難しくなります。遂行機能とは、目標を設定したり、行動を計画し開始したり、行動した結果を評価したり、間違った行動を修正したりする、一連の行動を遂行するために必要な機能のことを言います。

たとえば、料理を行うためには①何を作るか決め（目標の設定）、②どのような手順で作るか考え（行動の計画）、③実際に作り始め（行動の遂行）、④味見をし（結果の評価）、⑤味が薄ければ塩を足す（行動の修正）といったさまざまなことを行う必要があります（図2-1）。効率的に作業を行うためには、お湯を沸かしている間に材料を切るなど、複数のことに注意を振り分ける能力も必要になります。

認知症の人が料理を作っている家庭では、毎日同じ料理が食卓に上がるようになったという話をしばしば聞くことがあります。また、料理の内容もパンと目玉焼き、サラダといった簡単なもののことが多いです。

料理が上手く作れず出前が増えるという話も耳にします。これら

図2-1　遂行機能と料理

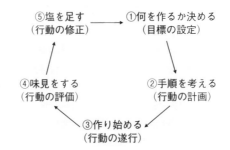

は、遂行機能障害によりどのような手順で料理を作ったらよいのか
がわからなくなってしまっているのが原因として考えられます。

　料理は特に家庭の食事を預かってきた女性にとってはアイデンティ
ティにかかわる問題です。自分の夫や子どもの健康に毎日気を配
り、栄養バランスなども考慮して食事の支度をしてきた人ほど、そ
の料理が上手くできなくなることは苦痛な体験になります。

　久しぶりに孫に頼まれ料理を作ってみたけれど、「おいしくない」、
「最近味が変わった」などと批評されてしまったらどう思うでしょ
うか。もしかしたら、「年取ったんだから料理も下手になるわよ」
などと自分を取り繕う言い訳をして、自尊心が傷つくことを防ごう
とするかもしれません。

　グループホームや特別養護老人ホームなどでもアクティビティの
一環として料理はよく行われています。認知症の人は遂行機能障害
により「料理」という一連の行動を行うことは難しくなっています
が、お湯を沸かす、野菜を切る、皿を洗う、など一つひとつの動作
自体はできることも少なくありません。本人ができる作業を中心に、
できないところをサポートすることで、一緒に料理を作ることはで

きます。

　おいしいものを作って、それをみんなで食べて笑顔になってくれれば作り甲斐もあるでしょう。ただ料理を作るだけでなく、それを一緒に食べ、「おいしい」と感想を伝えることが、料理ができなくなっても自信を失わないようにするためには大切です。

3 » 自動車の運転ができない

　車は慣れると意識せず運転できますが、最初の頃は曲がるにもハンドルをどれくらい回したらよいのか、アクセルやブレーキはどれくらいの力で踏んだらよいのかなどと、いちいち頭を使ってぎこちなく操作します。

　図2-2は運転席からの景色です。どのようなことに気をつければ

図2-2
あなたは、車を運転しています。どのようなことに気をつければよいでしょうか?

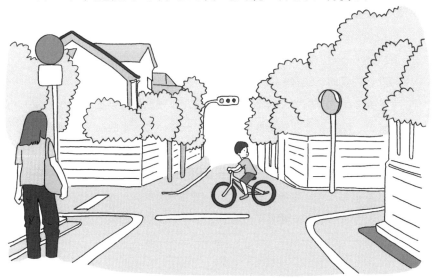

よいでしょうか？　たとえば、側道を歩いている人が急に車道側に
よろけるかもしれませんし、曲がり角から車や他の自転車が出てく
る可能性も考えられます。

　運転に慣れても、信号や横断歩道に視線を細かく移し、人は飛び
出してこないかとか、周囲の状況の変化に注意を払ったり、起こり
うる状況を予測したりする必要があります。このように、車の運転
は注意の切り替えや分配、状況を予測するための論理的思考力など、
さまざまな認知機能を必要とします。

　私たちは無意識のうちに認知機能を働かせこれらの高度な作業を
行っていますが、これは想像以上に疲労を生じさせます。2時間程
度運転したら休憩を取るよう推奨されているのは、身体的には疲れ
ていなくても、脳は自分の思っている以上に疲れているからです。

　疲労の結果、注意が散漫になったり、状況予測が甘くなったりし
て事故を起こすリスクが高くなります。認知症になると、注意の切
り替えや分配、状況の予測といったことが難しくなるため、車の運
転は次第に難しくなってきます。

　一方で、車の運転操作は体が覚えているため、認知症になっても
車の運転自体は可能な場合も少なくありません。ただ、注意や状況
を予測する力の低下により、人通りが多く、道が複雑で、看板や信
号など視覚的な注意を取られる刺激が多い都会では事故を起こしや
すくなります。田舎で自宅と畑の往復だけ運転しているといった場
合には、明らかな認知機能障害が見られていても事故なく運転でき
ている場合もあります。

　認知症と車の運転は難しい問題です。交通網の発達した都会であ
れば車がなくても生活できますが、田舎では車がないと日常生活を
送ることそのものが難しくなるでしょう。認知症の人の運転につい

ては現在もさまざまに議論されています。

　車にはその人の人生のさまざまな思い出が詰まっています。若い
ころに恋人を乗せてドライブしたこと、家族ができて旅行に行った
こと、子どもが夜に熱を出して慌てて病院まで連れて行ったことな
ど、良い思い出もあれば悪い思い出もあったはずです。

　運転免許を返納し車を失うことは、単に交通手段を失うというだ
けでなく、その人の人生に喪失感をもたらす出来事なのかもしれま
せん。

　とはいえ、認知症による運転は本人や他者を傷つけるリスクが極
めて高いため、認知症の人が運転免許を持てなくなることは仕方の
ないことです。ただ、車を失うことが、認知症の人にとってどのよ
うな体験であるのか、思いを馳せなくてはならないと思います。

4 » 外出しても帰宅できない

　「徘徊」という言葉があります。意味は目的もなくウロウロと動
き回ることです。認知症の人では、介護者が目を離したすきに家の
外に出てしまい、そのまま道に迷ってしまう人がいます。

　なぜ、認知症の人は家の外に出てしまうのでしょうか?そこには、
「買い物に行くため」、「友人に会うため」など、その人なりの理由
があります。

　そう考えると、徘徊という言葉の「目的もなく」という定義と実
際の行動とは矛盾が生じます。認知症の人は徘徊しているのではな
く目的を持って出歩いているのだから、徘徊ではなく「一人歩き」
という言葉の方が適切ではないか、といった議論もされています。

　認知症の人はなぜ道に迷ってしまうのでしょうか?その理由はい

くつか考えられます。一つは、記憶障害による影響です。はじめは目的があって家を出て行ったのだけれども、途中でどこに行こうとしていたのかを忘れてしまう場合です。

とりあえずどこかに行かなくてはならないことはわかっていますので、その結果忘れてしまった目的地を探し歩いていることが考えられます。

また、視覚認知や空間認知障害の影響が考えられます。私たちは認知地図を作ることができます。これは、頭の中で地図の映像を思い浮かべたり、時には地図を回転させてどのように進んだら目的地に行けるかをイメージしたりする能力です。また、街にある特徴的な建物などを目印にして、どこで曲がるかといったことを認識しています。

視覚認知や空間認知に障害があると、認知地図が上手く作れず、どう進めばよいのかわかりません。それだけでなく、目印としていた特徴的な建物も、それが同じ建物であることが認識できなくなります。

自分がどこにいるのかわからなくなった時、私たちはパニックに陥ります。混乱した状況の中では、その場に応じて適切な判断を下すことも難しくなります。

特に、認知の硬さ（第3章で取り上げています）により、認知症の人は一つの考えに捉われてしまうとそこから抜け出すことが難しくなります。その結果、たとえば人に道を訊ねるという、その場を乗り切るための別の行動にもなかなか考えが及ばないのです。

認知症の人が「家に帰ります」と施設から出て行ってしまった時、すぐに引き留めようとすると怒ってしまうため、しばらく後を追いかけてから声をかけると、「ああ、よかった」と、とても安心した

表情を見せたことがあります。この人は、おそらく歩いているうちに自分がどこに行こうとしたのかわからなくなってしまったと考えられます。

　自分がどこに行こうとしたのか、どこに帰ればいいのかわからない不安な状況の中、自分のことを知っている人に出会えたと感じたことが「ああ、よかった」という反応につながったのだと思います。

5 » 歯磨きや着替えができない

　日常生活動作（Activities of Daily Living; ADL）は、食事や排泄、入浴、整容、移動など、日常生活を送る上で必要な基本的な動作のことを言います。

　たとえば、整容が自分でできなければ髪はボサボサ、歯も磨けず歯周病になってしまいますし、移動ができなければトイレにもいけません。着替えが自分でできなければ、介護者が着せやすい服ばかりになって、オシャレもできません。日頃から身だしなみに気をつけていた人にとっては、とても辛いことだと思います。

　ADLに介助が必要になってくると生活の質は低下します。認知症の進行に伴ってADLは低下しますが、歯が磨けなかったり、着替えができなかったりする理由はなんなのでしょうか？

　私たちの生活は記憶によって成り立っています（表2-1）。記憶と聞くと、「先週は商店街に買い物に行った」、「昨日はお寿司を食べた」などの出来事に関する記憶を思い浮かべると思います。このような出来事についての記憶を「エピソード記憶」と言います。

　しかし、記憶はエピソード記憶だけではありません。他にも、物の名前といった知識についての記憶である「意味記憶」や、予定を

表2-1　記憶の種類

種類	特徴	日常生活で困ることの例
● エピソード記憶	「昨日は買い物に出かけた」といった出来事に関する記憶。	大事な物をしまった場所がわからない。
● 意味記憶	物の名前といった、知識に関する記憶。	言葉で説明することができない。
● 展望記憶	予定を覚えておき、適切なタイミングで思い出すことに関する記憶。	薬を飲み忘れる。
● 手続き記憶	自転車の乗り方など、技能に関する記憶。	日常の生活用品が上手く使えない。

※他にも、プライミングや古典的条件づけといった種類があります。

　覚えたり適切なタイミングで思い出したりする「展望記憶」などがあります。

　歯を磨いたり、服を着たりというのは、繰り返し練習することによって身に着けた技能になります。このような技能に関する記憶のことを「手続き記憶」と言います。

　アルツハイマー型認知症では、最初はエピソード記憶の障害が目立ちますが、重度になると手続き記憶にも問題が生じて、歯ブラシを上手く使えなくなったり、着替えができず服の表と裏を反対に着てしまったり、ズボンに頭を通そうとしたりする様子が見られます。

　このような慣れた動作ができなくなる症状のことを「失行」と呼びます。失行には歯ブラシなどの道具を上手く使えなくなる観念失行や、着替えができなくなる着衣失行、手先が不器用になる肢節運動失行など、さまざまなものがあります。

　歯をきちんと磨くためには、①歯ブラシをゆすぐ、②歯磨き粉を歯ブラシにつける、③歯を磨く、④口をすすぐ、⑤水を吐き出す、といった手順で一連の動作を行うことが必要です。通常であれば、これらの動作はほとんど意識することなく行われています。

しかし、観念失行のある人はこの一連の動作が上手くできなくなり、歯ブラシそのものの使い方がわからなかったり、歯を磨いてもその後に口をすすげなかったりするのです。

　着替えも同様に、①服の表裏を確認する、②両袖に腕を通す、③頭に被る、といった手順が必要ですが、着衣失行がある場合にはどこに腕を通したらよいかわからなくなって服を回転させてみたり、裏表逆に着てしまったりすることがあります。

　麻痺など、身体的な理由で服を上手く着ることができないのであれば、本人も理由がわかります。認知症の人の場合は、なぜ自分ができないかがわかりません。結局介護者が介助してしまうことも多いのですが、介助が本人に残されている能力を奪ってしまうかもしれません。本人も介護者も、どうすればよいかわからず、もどかしさを感じているのだと思います。

　失行は初期の頃であれば、一つひとつ手順を順番に伝え促すことで本人自身ができる場合もあります。たとえば、①歯ブラシを持ってもらったことを確認する、②確認できたら、歯磨き粉を歯ブラシの毛先に持っていく、③歯磨き粉を歯ブラシの上にのせる、など、一つひとつの動作を細かく切り分けて試してみることで上手くいく場合もあります。また、服が上手く着られない場合も、片腕を袖に通せば後は自分でできる人もいます。

　ただ、それも誰にも当てはまるわけではありませんし、進行につれて次第に難しくなっていきます。失行に対するケアは、実に難しいのです。それでも、どのようにすれば認知症の人自身ができるのかを考えていくことはとても大切です。

③ | 未来への希望を失うとき

　見当識や、記憶の中でも展望記憶が障害されると、先の予定を覚えておき、予定の時間が来た適切なタイミングなのに、すべきことが思い出せない、ということが起こります。すなわち、展望記憶の障害により「し忘れ」が増えるのです。たとえば、待ち合わせの約束をすっぽかしてしまったり、通院予定日に受診を忘れてしまったりします。

　記憶や見当識は過去から現在、そして未来をつなぐために大事な役割を果たしています。たとえば、昨日の自分と今日の自分は同じでしょうか？眠りにより意識が途絶えてしまうのに、昨日の自分と今日の自分が同じだとなぜ信じられるのでしょうか？

　それは、昨日と今日が記憶でつながっているからです。記憶や見当識に障害が起こると、過去から現在だけでなく、未来へのつながりが失われて行きます。未来へのつながりとは、未来展望、すなわち将来の見通しのことです。

　私たちの多くは将来のことを考えながら現在を過ごしていますし、先行きが見えない時には強い不安を覚えます。これは、高齢者も同様です。平均寿命が延びた現代において、残りの人生をどのように過ごしていくか、将来への希望を持って生活することは幸福な高齢期を過ごすためには欠かすことができません。

　一般的に65歳以上の人のことを高齢者と呼びますが、65歳まで

生きた人の平均余命は2019年度において男性で19.83歳、女性で24.63歳にもなります[3)]。

　65歳を迎え高齢者と呼ばれるようになった時、平均的に見ても男性で20年、女性であれば25年を生きることになります。自分自身の20年後、25年後の姿を想像してみてください。とても想像できない、というのが実際ではないでしょうか。それでも、1年後くらいであれば想像できるかもしれません。

　認知症により記憶障害や見当識障害が起こると、短い将来でも未来展望を持つことが難しくなります。過去と現在、未来が切り離された状態です。昨日がどうだったのか、明日はどうなるのかもわかりません。現在ですら、なぜ自分がここにいるのかもわからないかもしれません。

　認知症の人は、常に時間が切り離された不安の中にいます。この時間をつなげることは容易ではありません。少なくとも、今この瞬間である現在がより良い生活になるよう働きかけることは不安の緩和につながります。

2 » 自分の家に帰りたいのに帰れない

　病院であれ施設であれ、認知症の人は「家に帰ります」と建物から出ていこうとすることがたびたびあります。このような行動は「帰宅願望」とも呼ばれ、カンファレンスなどでもよく取り上げられます。

　不思議なことに、「家に帰りたい」と話す認知症の人の中には、自宅に戻っても「家に帰ります」と言って出て行ってしまう人もいます。認知症の人が話す「家に帰る」とは一体何を意味しているの

でしょうか？

　家があれば暑さや寒さをしのぐことができますし、食べ物を保存しておくことができます。危険から身を守ることもできるでしょう。「家」という拠点があるからこそ、私たちはさまざまな社会活動を営むことができます。すなわち、家とは自分が安心して安全に過ごすことができる空間のことを指しています。

　未来展望同様、記憶障害や見当識障害があると、今自分がいる場所や、なぜいるのか理由がわかりません。このことは、認知症の人に強い不安を引き起こします。

　不安とは不快な感情です。私たちは不快な感情を抱いた時、それをできる限り避けようとします。認知症の人が「家に帰ります」と話すとき、それは今自分がいる場所は安全が守られておらず安心できる空間ではないということ、つまりは「この場所から逃れたい」ということを意味しているのです。

　認知症の人は、環境の変化が苦手です。私たちも、進学や引越し、転勤や転職など、新しい環境に移り変わる時は不安や緊張を覚えます。それでも、それほど長い時間を必要とせずとも、新しい環境にも慣れていくことができます。なぜなら、過去と現在、そして未来が記憶でつながっているからです。

　一方、記憶障害や見当識障害のある認知症の人は、毎日が新しい体験です。自分が眠っている間に知らない場所へ連れていかれたという状況を想像してみてください。

　目覚めてみると、なぜ自分がここにいるのかわからない、今いる場所がどこだかわからない、そんな状況になったらとても不安に感じるのではないでしょうか。安心できる場所に行きたいと思うのは自然な反応だと思います。

認知症の人がこのように感じているのだとしたら、病院や施設での生活を「ここにいたい」と思えるような環境づくりが必要になってきます。

　病院や施設での生活は、自宅での自由気ままな生活とは異なります。食事の内容や時間も決まっており好きなものを食べられませんし、入浴も時間や曜日が決まっています。生活の自由を奪われたと感じて、不適応を起こす認知症の人も少なくありません。

　入院や施設への通所・入所は、認知症の人にとって大きな環境の変化です。そのため、最初の体験をどれだけポジティブなものにできるかが、いかに新しい生活に早く適応できるかにかかわってきます。本人が環境に慣れるまでは、過剰に思えるくらいのおもてなしをする姿勢を持つくらいが丁度よいのかもしれません。

　認知症の人が「ここにいたい」と思えるような環境を作るために、新しい環境についてどのような気持ちを抱いているのかを丁寧に聴き取り、安心して生活できるよう支援していくことが専門職としては求められるでしょう。

④ 自分が社会から隔絶され、別の世界にいると思うとき

1 » 自分のプライドを守りたい

　老化という言葉は、衰えていくイメージが持たれています。しかし、老いには衰退しかないのでしょうか?30年ほど前までは、成長（発達）が終わった後に老化が始まると考えられていましたが、現

在では人は生涯を通して発達していくという考え方になっています。

　たとえば、「おばあちゃんの知恵袋」という言葉があるように、高齢者が人生の中で得てきた生活の知恵は、さまざまな問題解決に役立つものとして認識されています。このように考えると、高齢期に入ってから新たに得られるものも多いのです。

　とはいえ、高齢期は喪失が増える時期でもあります。老いて弱くなっていく自分と、人生の苦楽を乗り越えてきた誇り高い自分の間で揺れ動きます。

　つまり、老いはプライドとの闘いです。プライドは自己の肯定的な認識にかかわる大切な感情です。このプライドが揺るがされた時、高齢者はどのような手段を取るのでしょうか。

　一つは、現在置かれている環境に自分自身を適応させていくという方法があります。新しいことを学んだり、新しい技能を身に付けたりすることで、「自分は物事に上手く対処して環境に適応することができる」という自信が高まります。

　もう一つは、自分の内面、つまり考え方を変えることです。たとえば、車の免許を返納した人が、「外出はできなくなってしまったけど、子どもが車で買い物に連れて行ってくれるからまあいいか」という具合に認識を改めるような場合です。

　車を運転するという方向に自分の置かれている環境を変えることはできません。その場合には、「まあいいか」と自分の考え方を変えることで「車を運転できなくなった自分」というプライドの傷つきから自分を守るのです。

　認知症は進行性の疾患です。その点では、衰えていく自覚や不安が強くなっていると考えられます。一方で、できなくなっていくことも増えていくため、環境を変えたり、環境に適応したりすること

が難しくなっています。

　プライドを守るためには自分の考え方を変えるしかありません。この時、認知症の人の中では、他者を貶め自分より下の存在に位置づけることで、自分のプライドを保とうと心が働くことがあるのです。

　もちろん、プライドと闘っているのは認知症の人だけではありません。ただ、認知症の人は自分を客観的に見ることが難しくなっています。

　自分を客観的に見る能力のことを「メタ認知」と言います。メタ認知が上手く働かないと、自分が認識している自分と、他者からみた自分の状況にずれが生じます。周囲からは虚勢を張っているように見えていても、それに気づくことができません。

　たとえば、若年性認知症の人は、自分より年上の高齢者ばかりのデイサービスに通うと「こんなところにいられるか！」と職員や他の高齢者に暴言を吐くことがあります。これは、自分の状態を客観視できていないことに加えて、他の高齢者を貶め攻撃することで、「自分はこの人たちとは違うんだ。自分はここにいるべき人間ではない」と、自分自身のプライドを守っているのです。

2 » 自分のことを誰もわかってくれない

　心理学者であるマズローが提唱した欲求階層説という理論があります[4]。これは、人の欲求には5つの階層があり、低層の欲求が満たされると上位の欲求が生じてくると考える理論です。

　欲求階層説で最も根幹にあるのは食欲や睡眠欲、性欲といった生理的欲求であり、それが満たされると安全でいたいという安全欲求

が生じます。そして、所属と愛の欲求、承認欲求、自己実現の欲求と続いていきます。これらの欲求は、人とのかかわりや、自分の存在価値を認めてもらえることなどにより満たされます。

　生理的欲求と安全欲求は生命活動を維持するために必要な低次の欲求であり、一方、所属と愛の欲求、承認欲求、自己実現の欲求は社会での生活を維持するために必要な高次の欲求と考えられています（図2-3）。

　病院や施設での生活は、食事や服薬管理、見守りなど、生理的欲求や安全欲求については十分なケアが提供されています。対して、高次の欲求である所属と愛の欲求、承認欲求、自己実現の欲求が満たされていることは少ない傾向にあります。

　認知症の人の病棟や施設での生活を観察していると、「家に帰りたい」と繰り返し外に出て行こうとする人が、集団でレクリエーションを行っている際は座っているだけで特に積極的に参加している

図2-3　マズローの欲求階層説とケア

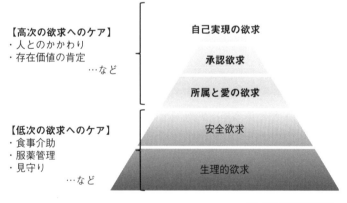

【高次の欲求へのケア】
・人とのかかわり
・存在価値の肯定
　　　　…など

【低次の欲求へのケア】
・食事介助
・服薬管理
・見守り
　　　　…など

自己実現の欲求

承認欲求

所属と愛の欲求

安全欲求

生理的欲求

(Maslow, 1943を基に作成)

様子は見られないのに「帰りたい」と話す頻度が減少することがあります。

　もしかしたら所属と愛の欲求が満たされているのかもしれません。また、「帰りたい」と行動することで職員が自分のところに来て話しかけてくれます。そうなることで、自分の存在を認めてもらえているという承認欲求が満たされているのかもしれません。

　私たちは「自分はこういう人間だ」という認識、すなわちアイデンティティを持っています。このアイデンティティは、自分一人の力で形成されてきたわけではありません。家族や学校、会社、サークル、地域など、さまざまな集団に所属し他者との関係性の中で生活すること、その中で自分自身の存在について他者から承認されることによって育まれていきます。そして、他者からの評価によってアイデンティティは修正されていきます。

　ところが、認知症の人はメタ認知の障害により自己評価と他者評価が乖離してしまいます。その結果として問題となることの一つに物盗られ妄想があります。

　物盗られ妄想はアルツハイマー型認知症の人にたびたび見られる症状の一つです。「嫁が財布を取った」、「職員にお金を盗まれた」などと言いますが、実際にはそんなことはありません。ただ、安心させようと財布を見せると「やっぱりお前が盗ったんじゃないか」と余計興奮して怒り出してしまうことも少なくありません。なぜこのような状況が起こるのでしょうか？

　「財布がない」という状況を認知症の人の視点から考えてみましょう。認知症の人はメタ認知が障害されていますから、客観的には記憶障害があったとしても、自己評価としては自分のことをいつも財布は引き出しの中にしまうしっかり者だと思っています。

そのような自己認識を持っている上で、引き出しに財布がなかったらどう思うでしょうか？　他のところにしまったとは思わず、「誰かが盗った」と考えてしまいます。じゃあ誰が盗ったかというと、いつも自分の身近にいる人になるわけです。

　物盗られ妄想は、認知症の人にとっては本人なりに論理的整合性が取れた上での行動ですが、介護者側もやってもいないことを疑われたり、怒鳴られたりすれば不満が募ります。ついつい、「自分でしまった場所を忘れたんでしょ!」と声を荒げてしまうこともあるかもしれません。

　しかし、こんなことを言われてしまうと、「しっかり者の自分」というアイデンティティが揺らいでしまいます。自分のアイデンティティを保つためには、介護者のことを悪者にして自分の正当性を主張するしかありません。

　こうして、物盗られ妄想はより悪化していきますし、介護者との関係性もギクシャクしていきます。この背景には、認知症の人からすれば、なんでこの人はお金を盗られた自分の不安や怒りをわかってくれないのだ、なんで謝らずこちらの責任にするのだ、という気持ちがあるのです。

　認知症の人の中にはお金のことを心配している人も多くいます。「ご飯のお金はどうしたらいいですか?」、「今日ここに泊まるなら料金はいくらですか?」と不安そうに訊ねてくる人がいます。

　私たちは、移動や買い物、請求書の支払いなど、毎日何かしらの経済活動をして生活しています。お金は生きていく上で欠かすことができません。

　逆に言えば、頼れる人がいなくても、お金さえあれば生きていくことができるのです。お金があれば食べる物にも、着る物にも、住

む所にも困ることはありません。お金を払って誰かの助けを借りることもできるでしょう。

　自分のことを誰もわかってくれない、誰も頼りにできない、そう思った時に頼れるものはお金しかないのかもしれません。認知症の人のお金への執着や物盗られ妄想は、もしかしたら本人にとって信頼して任せられる人がいないという関係性の中で生じているのではないでしょうか。

3 » 「認知症患者」として扱われる

　認知症疾患は医学的に治療すべき対象ではありますが、一方で認知症を抱える人は日常生活の困難を支えるべきケアの対象でもあります。これはどういうことなのでしょうか？　その問いに答えるためには、認知症の人は、"認知症"の人なのか、それとも認知症の"人"なのかを考えることが必要になります。

　これまでの医療は病気の治癒や生命予後の延長を目指してきました。その対象となるのは病気そのものです。どのように病気を取り除くか、治すことこそが目的です。つまり、"認知症"の人として病気を診ることに重きが置かれてきました。

　その人がどのように考えているかは考慮されず、医師の指示や判断で治療が行われ、その人自身がどうしたいのかという視点はなおざりにされてきました。

　イギリスの心理学者であるトム・キットウッドはこのような医学モデルを再検討し、ロジャースのカウンセリング理論を参考に、その人らしさ（パーソンフッド）を尊重するパーソンセンタードケアを提唱しました[5]。

パーソンフッドを損なうケアとして、だますことや無視すること、脅かすこと、急がせること、軽蔑すること、などのさまざまな要因が明らかにされています。これらの要因は「悪性の社会心理」と呼ばれています。

　認知症疾患の多くは治すことができません。認知症以外にも高血圧や糖尿病などの慢性疾患を抱えている人は大勢います。このような状況から、2014年に日本学術会議がこれからの日本の医学・医療のあり方についての提言を出しました[6]。

　その中では、疾病の治癒に主眼を置く「治す医療」から、疾患を抱える人の生活の質を最大限高めるために治療の優先順位を再配置する「治し支える医療」への転換が掲げられ、医療だけでなく、介護・福祉と連携する必要性が指摘されています。キュア（Cure）からケア（Care）への転換により、認知症の“人”を見る視点が再認識されました。

　しかし、まだまだ“認知症”という病気そのものが見られている場合も少なくありません。“人”を見る視点が重視されてきたとはいえ、たとえば、認知症の人に妄想や暴言が見られた時に、その原因が「認知症が進行したから」と結論づけられていることがよくあります。

　本来考えるべきは、「認知症の進行が原因でないとしたら？」と反証的な立場に立って、「なぜこの人は物を盗ったと言うのだろうか？」、「なぜこの人は職員を罵るのだろうか？」と、本人の行動の背景を探ることのはずです。

　妄想の背景には信頼できる人がいないという孤独感があるのかもしれませんし、暴言の背景には不快な状況に対する不満を表明しているのかもしれません。時には薬の副作用など身体的な要因による

場合もあります。それにもかかわらず、ケアする側も「認知症だから仕方ない」と、知らず知らずのうちに差別的な見方をしたり、偏見を抱いたりしていないでしょうか。

認知症の人は記憶障害により最近の出来事を覚えていなかったり、言語障害により言いたいことが上手く言えなかったり、相手の話していることを理解するのに時間がかかったりします。

したがって、"認知症"の人として扱われていると、日常会話も減ってきます。日常会話ができない人、日常会話をしても話が盛り上がらない、と思われてしまうのです。

専門職であっても、「認知症の人とどんな話をしたらよいかわからないです」という話をたびたび聞くことがあります。日常の中で人とのかかわりが減少することで、認知症の人は孤独感を深めていきます。

認知症の人は会話をしたくないわけではありません。実際に、コミュニケーションをすることは認知症の人のポジティブな気分を増加させますし、一方で認知症の人が何か話をしたくてサインを送っているのにこちらが気づかないことはネガティブな気分を誘発することが示されています[7]。

私たちに求められているのは、認知症の人とどのようにコミュニケーションをとる機会を増やすのか、ということなのです。

4 » 孤立と孤独

孤立とは周囲とのつながりがなく一人であることをいいます。一方、孤独は主観的な感情です。一人でいる時だけでなく、大勢の中にいても孤独を感じることがあります。

たとえば、一人暮らしの高齢者の場合、毎日会話をする人は60％弱といわれています[8]。配偶者や子どもと同居している場合は90％以上なので、明らかに会話が少ないことが示されています。

　一人暮らしでも、近所に茶飲み友達がいる、家族や専門職が定期的に訪問してくるような状況であれば孤立はしていません。一方、誰ともかかわることなく生活している場合には孤立に加えて孤独も感じているかもしれません。

　ただ、家族と同居していても一日のほとんどを自室で過ごしていて、誰とも会話をすることがない人もいます。この場合、家族のサポートは得られるでしょうから孤立はしていません。しかし、孤独は強く感じているでしょう。

　施設で生活する認知症の人も同様です。高齢者施設の職員が業務の中でどれくらい認知症の人と会話をしているのか調べた研究があります（図2-4, 2-5）。結果は業務時間の多くは身体的な介助に費やされており、会話の時間はわずか1％程度でした[9]。

　また、実際にどのような会話をしているかについても調べてみると、多くの場合「ご飯を食べましょう」、「お風呂に行きましょう」といった介助に関する会話で、関係性を築くための会話、いわゆる雑談はほとんどされていないこともわかりました[10]。

　これらの研究結果からは、認知症の人は話ができないわけではなく、職員からのかかわりが少ないためにそもそも話す機会が少ないことがわかります。

　自分から話しかければいいじゃないか、と思うかもしれませんが、職員に対して遠慮があったり、他の利用者も認知症があって会話が進まなかったりと、話をしないさまざまな理由が考えられます。

　結果的に、病院や施設で生活する高齢者の多くは日中を誰とも話

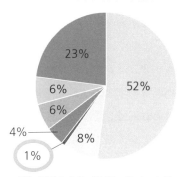

図2-4 高齢者施設職員の
　　　業務時間の内訳

23%
6%
6%
4%
1%
8%
52%

■ 個別の介助（入浴、排せつなど）
　 食事介助
■ **利用者との会話**
■ 書類事務
■ 同僚や上司との会話
　 個人の時間
■ その他（移動時間、備品の準備）

(Mallidou et al., 2013)

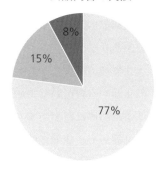

図2-5 施設職員と利用者の
　　　会話内容の内訳

8%
15%
77%

　 介助のための声かけ
■ 関係性を築くための声かけ
■ その両方

(Ward et al., 2008を基に作成)

すことなく一人で過ごしていることも少なくありません。多くの人は孤独を感じていること、孤独感は幻覚や妄想といった精神症状とも関連することが知られています[11,12]。

　これらの精神症状が現れると、職員はその対応に追われ疲弊してしまうことも少なくありません。ただ、症状が孤独感により引き起こされているのであれば、会話を増やし、孤独感を緩和することで予防することができます。

5 » 能力を過小評価される

　認知症になるとできないことが増えてはきますが、そこには個人差があります。

　「発達の最近接領域」という言葉があります。これは元々子どもの発達や教育に対して用いられる心理学用語なのですが、能力を伸ばすためには自力でできることと手助けがあればできることの境目を見極めて、状態に応じたかかわりをすることが大切だという考え方です。

　このような考え方は、認知症ケアにも応用できると考えています。ケアで大事なのは、本人は何ができて、どこに手助けが必要なのかを見極めて、手助けが必要な部分だけ介助することです。

　たとえば、「入浴する」という行動はどのように行われるでしょうか。①お風呂の場所を確認する、②お風呂に移動する、③服を脱ぐ、④シャワーを浴びる、⑤頭を洗う、⑥体を洗う、⑦湯船の温度を確認する、⑧湯船につかる、⑨湯船から出る、⑩体を拭く、⑪服を着る、⑫お風呂から出る、といった多くの手順があります。これらのうち、一つでもできないことがあれば「入浴する」という一連の行為は成り立たなくなります[13]。

　ケアを担う側において大切なのは、これらの手続きのうちどこの部分ができて、どこの部分に手伝いが必要なのか、そして本人はどうしたいと思っているのかを見極めることです。

　認知症の人の能力を過小評価して「何もできなくなってしまったから」と介護者が全てを担ってしまうことは、本人の能力を奪うだけでなく、プライドを傷つけます。

　認知症の人の障害されている能力と保たれている能力の境目を見

極め、その人の能力に応じたかかわり方を探っていく必要があります。

6 » 認知症の人の苦しみを共有する

　私が「体が痛い」と話したとき、私の痛みをあなたは感じることができますか?「できない」という答えが返ってくると思います。なぜなら痛みは主観的な感覚だからです。

　自分がどんなに痛くても、相手にはどれくらい痛いのかがわかりません。その逆も然りで、相手がどんなに痛がっていても、それがどれくらい痛いのかは自分にはわかりません。

　ただ、他者が痛みを感じているのを目にした時、自分の脳の中でも痛みを感じる部分が活動しています[14]。身体的な痛みそのものは感じていなくても、相手の痛くてつらいという気持ちに反応し、私たち自身の心は痛みを感じています。

　つまり、私たちには相手の置かれている状況をまるで自分のことであるかのように感じ、共有することのできる能力が備わっているのです。

　目が見えていない、麻痺がある、といった身体的な障害であれば見てわかりますから、何かしらの不便があることが推察できます。しかし、認知症の人は身体的には問題がないことも多く、見た目には不便があるかがわかりにくい状況です。

　それでも、さまざまな認知機能の低下により何かしらの不便を感じているはずです。どこかに行きたいのかもしれませんし、何か訴えたいことがあるのかもしれません。

　認知症の人がどう感じているのか、私たちは正確に知ることはで

きません。ただ、認知症の人がどのような苦しみを感じているのか
を理解しようと努めることが専門職として必要な姿勢ではないでし
ょうか。

　そのためには、認知症の人の行動をよく観察し、また、話に耳を
傾け、認知症の人の心の世界を想像することが求められます。

第 3 章

認知症の人の
コミュニケーション

1 | 非言語コミュニケーション能力の低下

1 » 言語コミュニケーションと非言語コミュニケーション

　人は他者とのかかわりの中で生活しており、コミュニケーションによるやり取りがされています。多くの場合、コミュニケーションは言葉を介して行われますが、私たちは言葉だけでなく、相手の表情や仕草などからも、どのような感情や態度であるかを推測しています（表3-1）。

　このように、コミュニケーションは一般的に言葉を用いたやり取りである言語（バーバル）コミュニケーションと、言葉を用いず表情や視線、体の動きなどを用いたやり取りである非言語（ノンバーバル）コミュニケーションに分けることができます。

　また、たとえばラジオを聴いている時には、相手の表情や仕草は見えませんが、話を聴いていて「あ、この人は今楽しいんだな」、とか「すごく怒っているな」ということがわかります。

表3-1　非言語コミュニケーションと周辺言語

非言語	周辺言語
・視線	・話の速度
・姿勢	・アクセント
・身振り	・声の高低
・手振り	・声量
・表情　　　　　など	・抑揚　　　　　など

※（Vargas, 1987を基に作成）

このような、言葉そのものが持つ意味や内容だけでなく、話の速度やアクセントといった音声の特徴にもさまざまな情報が含まれており、これらを周辺言語（パラランゲージ）といいます。周辺言語には他にも、声の高低や声量、抑揚などがあります。

2 » 認知症の人の非言語コミュニケーション

　認知症の人は、こちらが何かを訊ねても全く違った回答を返してくることがたびたび見られます。これは主に相手の言葉を理解できていないことから起こる、言語コミュニケーションの問題です。一方で、言葉の理解によらない非言語コミュニケーションの特徴も見られます。たとえば、その場の状況にそぐわない話をしたり、一方的に話し続け相手の様子を気に留めなかったり、といった特徴が挙げられます。

　ただ、これらの話し相手が「ん?」と思うような特徴は、認知症に限った話ではありません。元々、このような話をする傾向のある性格だったのかもしれませんし、自閉症スペクトラム障害などの発達障害によるものかもしれません。

　認知症になると非言語コミュニケーションにも変化が現れますが、すぐに認知症によるものだと決めつけるのではなく、いつから、どのような変化が見られたのかといったことをきちんと評価することが大切です。

　これらの特徴が認知症による変化だと考えられた時は、このような特徴は本人の性格によるものではないし、相手を不快にさせようとしているわけでもない、ということを職員間で共有しておくことも必要でしょう。

私たちは普段言葉を用いて互いを理解していると思っていますが、実は非言語コミュニケーションの方が大きな役割を果たしています。レイ・L・バードウィステルは、二者間の対話において言語によるメッセージは全体の35％で、残りの65％は話し方や動作といった言葉以外の手段により伝えられると指摘しています[1]。

　同様に、アルバート・メラニアンは、表情や口調と言葉が矛盾している場合には、言葉によって相手を判断する割合は7％で、38％は周辺言語から、55％は顔の表情から判断することを示しています[2]。

　「目は口ほどにものを言う」という諺がありますが、これらはまさに人の対話において言語以外の側面の重要さを示したものであるといえるでしょう。

 認知機能の低下

1 » 社会的認知とは

　非言語コミュニケーションに深くかかわる認知機能として「社会的認知」があります。社会的認知は、「自分と他者はお互い異なる心を持っている」ということを認識するために必要な機能です。

　第2章の最後で、私たちには他者の感情を共有する機能があると書きましたが、これも社会的認知がかかわっています。

　社会的認知にはいくつかの役割がありますが、その一つに他者の心の動きを推察する「心の理論」があります。たとえば、次のよう

なやり取りがあった場合、あなたならどのように答えるでしょうか[3]。

　①ある日、ヨシコさんは息子と一緒に、病院に行きました。受付の女性に、『まずは採血をしますので、検査室にお入りください。採血が終われば、そのまま第1診察室にお入りください。』と言われました。

　②言われたとおりに、ヨシコさんは採血をするため検査室に入りました。その間、息子は待合いで待つことにしました。

　③息子が待合いで待っていると、先程の受付の女性に呼ばれて、『私、さきほど採血の後は第1診察室に、と言いましたが、第2診察室の間違いでした』と伝えられました。息子は『わかりました』と言いました。

　④しばらくして、採血を終えたヨシコさんが検査室から出てきました。しかし、息子は待合いで新聞を読んでいたため、ヨシコさんに気づいていません。さてヨシコさんは第1と第2、どちらの診察室に入って行くでしょうか。

　正解は第1診察室ですが、認知症の人は「受付の人が2番って言ったんだからその通りにしないとね」などと、第2診察室を選んでしまうことがあります。

　ヨシコさんの立場になって考えれば、受付の女性が診察室の間違いを息子に話したときは採血中だったのですから、診察室の変更を知っているはずがありません。

　心の理論が上手く働かないと相手の視点に立って物事を考えることが難しくなるために、自分が思っていることと他者の思っていることは同じになってしまうのです。

また、別の課題を見てみましょう。次の3コマ漫画（図3-1）はどのような状況を示しているでしょうか。これは、喫茶店でお茶を飲んでいたところ（1コマ目）、すぐそばで店員がホウキを掃き始め（2コマ目）、表情を曇らせている様子（3コマ目）を表しています。

　自分がお茶を飲んでいる側で掃除をされたら、お茶の中に埃がはいるかもしれませんし、早く出ていけと言われているような気もします。いずれにせよ、気分のよいものではありません。

　この絵の状況について認知症の人に訊ねてみると、「なんで右の方に小さい椅子をちょこんと置いてあるのかな」、「この人が怒ったのは悔しいからですね」などと、絵の一部分に注目して全体を見られていない、相手の感情を上手く推測できていない発言が見られます。

　心の理論には、「他者が自分とは異なる知識や信念を持っているという認識」である認知的な側面と、「他者がどのように感じているのかについての認識」である感情的な側面があります。

　アルツハイマー型認知症の場合は、特に心の理論の認知的な側面が障害されやすいといわれています。つまり、自分が思っていることと他者が思っていることは同じだと混同してしまうのです。感情的側面、たとえば他者に対する共感性などは比較的保たれています。

　そのためか、アルツハイマー型認知症では情動伝染が起こりやすいことが示されています[4]。情動伝染とは、他者の感情を自分のものとして感じることをいい、利他的な行動にもかかわる基本的な感情のメカニズムです。認知症の人は特に、相手のネガティブな感情に触れることで自分自身も不安や恐怖を感じやすくなるようです。

　感情には揺らぎがあります。どんな人でも常に同じ感情状態でい

図3-1　3コマ漫画はどのような場面だろうか?

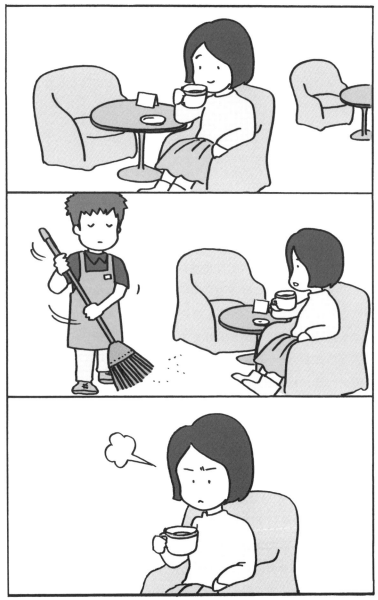

（新田, 2017）

られることはありません。楽しい気分の時もあればイライラしたり、悲しかったりすることもあります。

　認知症の人が不安定になる時は、もしかしたら私たちが意識していないネガティブな気分を敏感に感じ取っているのかもしれません。

2 » 相手の表情から感情が推測できない

　社会的認知には、「表情から感情を推測する」という役割もあります。私たちは相手の表情を見て「あ、この人は今嬉しいのだな」、「今怒っているのだな」などと推測することができます。

　認知症の人は、このような相手の表情から感情を理解することも苦手です。私たちにとっては普段の表情であったとしても、認知症の人にとっては怒っているように見えるかもしれないし、悲しんでいるように見えているのかもしれないのです。とはいえ、認知症の人でも認識しやすい表情があります。それは「笑顔」です。

　人間の基本的な感情には「喜び」、「嫌悪」、「不快」、「怒り」、「悲しみ」、「驚き」の6つがあります。ある実験では、若年者、認知症ではない高齢者、アルツハイマー型認知症高齢者の3つの集団に、これらの感情を表した表情の写真を見せ、どのような感情かを当ててもらいました[5]。

　認知症の人は若年者などに比べていずれの感情も正答率が低かったのですが、それでも「喜び」に関する表情は80%以上の高い正答率で認識できることが示されました。よく認知症ケアの現場では笑顔で接することの大切さが教育されていると思いますが、この実験の結果はそれを裏付けるものだといえます。

　認知症ケアは感情労働といわれる仕事です。感情労働とは、ホッ

クシールド[6] が提唱した概念で、相手が落ち着いた精神状態になるよう、自分の感情を上手くコントロールして外見を維持することをいいます。

たとえば、怒っている人に対してこちらもいらだった表情をしたり、強い口調になってしまったりすると、余計に燃え上がってしまうという経験はないでしょうか。認知症の人の行動にストレスを感じたとしても、専門職はその感情をコントロールして認知症の人が落ち着くよう振る舞う必要があります。

感情労働は、しばしば自分の感情と行動の矛盾による葛藤を引き起こしますから、援助者にとってストレスのかかった状況です。また、仕事やプライベートで嫌なことがあって、沈んだ気分で働くこともあるでしょう。このように考えると、常に笑顔で接することは難しく思うかもしれません。

しかし、認知症の人の社会的認知の低下に配慮して、認知症の人と接するその瞬間だけでも笑顔でいることは、認知症の人が精神的に安定することで結果的に妄想や暴言、抑うつといった症状や行動の減少にもつながります。

笑顔で接することがどうしても難しいと思った時は、他の職員に一時的にケアを代わってもらうなど、接している認知症の人と物理的に距離を取り、自分を落ち着ける時間を作ることも大切です。

3 » 社会的認知の低下によるトラブル

私たちは、自分の心と他者の心は異なるものであり、自分の思っていることと他者が思っていることは同じではないことを理解しています。

社会的認知が低下していると、相手の気持ちになって考えることや、相手の言葉の裏を読むことが難しくなっています。そのため、相手の話を字義通りに受け取ってしまうことがありますし、逆に自分がしたことが相手にとっては迷惑であってもそのことに気づきません。たとえば、他者に過剰におせっかいをしてしまうことがあります。

　している側は良かれと思って世話をしているのですが、される側は必ずしもそうとは限りません。それとなく「手伝ってもらわなくても結構ですよ」と言葉や態度で遠慮を示していることも少なくありません。

　社会的認知が低下していると、そうした相手の態度や感情に気づくことができません。その結果、相手が迷惑と感じていてもおせっかいを続けてしまい、しまいには関係性がギクシャクしてしまうのです。

　おせっかいのような他者に対する手助けのことを、ソーシャルサポートといいます。人は社会的な生き物ですから、助けてくれる相手がいるのは良いことです。

　ただ、手助けも過剰になれば負担になります。相手から助けを得ると、心に負い目を感じます。少しくらいなら問題ありませんが、積もり積もっていくと、だんだんと負担になってしまうのです。

　他者から手助けを得ることで感じる負い目により、心理的負債感が溜まっていきます。貸与型の奨学金や住宅、自動車などのローンといったお金の問題を思い浮かべてもらえばわかると思いますが、負債があるのは気持ちのいいものではありません。

　通常、心理的負債感は手助けを受けるだけでなく、自分も相手に対して施すことで解消されます。すなわち、ソーシャルサポートは

受け取ること（受領）と与えること（提供）のバランスが取れていることが望ましいのです。

　しかしながら、認知症の人は多かれ少なかれ支援が必要な状況です。つまり、ソーシャルサポートを受ける側になることが圧倒的に多くなります。一方で、認知機能の低下によりしてもらったことに対してお返しすることが難しい場合も少なくありません。

　このような状況では、認知症の人はお返ししたいけど返せないという欲求不満や、サポートを受け続けることによる負担感、申し訳なさ、自尊心の傷つきといったさまざまな感情を抱くかもしれません。こうした感情を解消するための手段として、ケアに対する拒否的な態度や攻撃的な言動が表れていることもあります。

　認知症の人が抱える心理的負債感を解消するためには、本人に役割を持ってもらうこと、そして役割に対して「ありがとう」とお礼を伝えたり称賛したりすることで、本人が自己肯定感を持てるようにかかわることが大切です。

4 » 注意や記憶の低下

　コミュニケーションを困難にする要因は社会的認知だけではありません。アルツハイマー型認知症の人では、同じことを繰り返し訊ねてくるという様子が見られることがあります。この理由の一つとして、記憶の障害があります。

　私たちが人に何かを訊ねる時、多くの場合は「知らないままだと不安だから」、もしくは、「訊けば知りたいことを教えてもらえるから」という理由があります。さらには、誰かに教えてもらうことで安心が得られます。

知らないことが不安な場合は誰彼構わず訊ね回りますが、特定の人に対して繰り返し訊ねる場合は、「この人ならきっと教えてくれる」という安心できる対象として認識しているのかもしれません。

　また、記憶と深くかかわっているのが注意機能です。たとえば、電車やバスの中で座っているとき、周囲の人の会話の内容を覚えているでしょうか？　おそらく多くの人は覚えていないでしょう。

　なぜ覚えていないかというと、周囲の人の話に注意が向いていないからです。何かを覚えるためには、覚える対象に一定の間注意を向け続ける必要があります。

　注意を向けるというのは簡単そうで難しい作業です。まさに今この本を読んでいる瞬間でも、ふとした拍子に他のことを考えていませんか？　認知症の人は記憶するために必要な脳の機能も低下していますが、注意機能の低下により、そもそも覚えることができていないこともあります。

　他にも、注意には「関係ない他の刺激を抑制する」機能もあります。心理学ではこの例としてカクテルパーティ効果がよく知られています。

　これは、ざわざわした場所でも特定の相手の話し声をきちんと聞き取れるのはなぜかということを説明する理論です。ここでは、相手の声に注意を向けるだけでなく、関係のない周囲の雑音を無視（抑制）するという注意の抑制機能が働いています。

　認知症により注意の抑制機能が低下すると、騒がしい場所ではどの音が自分に向けられた声なのかがわからず、話が上手くできなくなります。

　認知症の人の中には、静かな環境だと自然にコミュニケーションが取れるのに、他の人の話し声や職員が食器を洗う音のような生活

音が入り混じったざわざわした環境では応答が悪くなる人がいます。

　これは、おそらくは注意の抑制機能が働いていないために、周囲の音が全て自分の耳に入ってきてしまいどの音が自分に向けられた声なのかを認識できていないことが原因であると考えられます。このような場合には、できるだけ静かな環境で話しかけるようにする、といった環境調整が必要になります。

　認知症の人がそわそわしだして落ち着かない状態になった時、なんとかしようと複数の職員が同時に話しかけている光景を見ることがあります。注意の抑制機能が低下している場合、これは火に油を注ぐようなもので、たくさんの音が入り混じり余計に混乱させてしまうことがあります。

　職員自身も混乱している場合もありますから、なんとかしようとついつい同時に話しかけてしまうこともありますが、一呼吸おいて、落ち着いて一人ずつ順番に声をかけるように配慮すると良いかもしれません。

　注意には聴覚的なものだけでなく視覚的なものもあります。私たちは基本的に相手の顔を見て会話をします。そっぽを向かれたまま話をされたり、聴かれたりすると、「この人は私と話をする気はないのだな」と思うのではないでしょうか。この、相手に顔を向けたり、視線を合わせたりするのに必要なのが視覚的な注意です。

　認知症の人の視覚的な注意の特徴として、一度に一つのものしか見られないというものがあります。たとえば、図3-2の左側には何が見えるでしょうか。ご飯とみそ汁、焼き魚と揚げ出し豆腐です。おいしそうな食事ですね。

　何を当たり前のことを、と思うかもしれませんが、認知症の人の場合は一つのものが目に入ったら他の物は見えなくなってしまうこ

図3-2 視覚的な注意障害がある人の視界

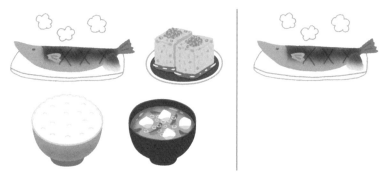

※左図は健常の人、右図は視覚性注意障害がある人の視界。
一つのもの（例えば焼き魚）に注目すると、それしか目に映らない

とがあります。たとえば、焼き魚に注目したら他の品は目に映らなくなってしまいます。

　また、意図的に視線を合わせられない場合もあります。私たちはさまざまな方向に視線を向けることができますが、認知症の人はそれができないこともあるのです。

　視覚的な注意の問題はコミュニケーションにどのような影響を及ぼすでしょうか？　たとえば、一見こちらを向いているようでも、実は他の物が目に入っていて、声をかけた人には気づいていないことが考えられます。

　自分の視界に急に人が映りこむ、という体験もするでしょう。突然目の前に人が現れたらどう思うでしょうか？　多くの人はびっくりしてしまい、胸がドキドキしたり、冷や汗をかいたりするのではないでしょうか。時には「なんだコイツ!」と不快感や怒りを抱くかもしれません。

このような視覚的な注意に対しては、相手の視界内にこちらから移動することができます。また、少し離れた距離から視線が合うかを確認して、徐々に近づいていくことで急に目の前に現れてびっくりしてしまう、ということにならないよう配慮ができます。

5 » 見当識の低下

見当識は、一般的には「時間や場所の認識」と理解されています。これはOrientationの訳で、この単語には定位するという意味があります。

私たちの生活は、時間の流れや空間の中に自分自身を適切に位置づけることで成り立ちます。自分が生活している時間や空間のどこにいるのかを適切に定められないと、今がいつなのか、自分はどこにいるのかがわからなくなってしまいます。

時間には過去、現在、未来という流れがあります。認知症の人に「今おいくつですか?」と年齢を訊ねると、その都度「30歳だよ」、「もう70歳だよ」と答えが変わることがあります。

30歳と答えた時にそのまま話を聴いていると、「忙しくてね、もう大変だよ」と、まるでその時代を生活しているかのような話が出てきます。おそらく、その時その人は過去の時間の流れに自分を位置づけているのだと思います。

場所に関する見当識はどうでしょうか。たとえば旅行に行って有名なお寺に行くとします。地図を開いた時に「お寺はここで、自分は今ここにいるから、ここの角を曲がれば…」と、目的地を探すと同時に自分のいる場所を定めると思います。

一方で、時間や場所がわからないという認識には、見当識だけで

なく記憶や視覚機能など、他の機能も関与しています。

たとえば、施設で生活する人の場合、家から施設に引越ししたことを覚えていなければ今いる場所がわからないでしょう。

視空間認知の問題により見慣れた街の風景がわからなくなってしまっている場合もあります。認知地図が作れなくなることで、坂道があった場所や目印となるポストなどを映像として思い浮かべることができず、自分が今どこにいるのかを位置づけられなくなっている場合もあるでしょう。

このように、自分のいる場所がわからないという体験は共通していても、その原因は異なっていることもあります。見当識の評価には「今日は何日ですか?」、「今いる場所はどこですか?」といった質問が用いられますが、今日の日付が答えられない、今いる場所がわからないからといって見当識障害がある、と短絡的に決めつけてしまうのはよくありません。

見当識を高めることを目的に、リアリティ・オリエンテーションという手法が流行りました。これは元々アメリカで退役軍人のリハビリテーションとして用いられていたもので、日付や場所について繰り返し訊ねることで認識を高めようとするものです。

認知機能や行動上の問題に対する効果が報告されたこともあり、認知症の人に対しても適用されるようになりました。一方で、「訓練」という側面が強調されてしまったがために、認知症の人自身や介護者も苦痛や負担を感じるという問題がでてきました。

繰り返し「今日は何曜日ですか?」、「ここはどこですか?」などと訊ねられることは、気持ちのいいものではありません。答えられない場合は、そのことにプライドが傷ついてしまうこともあります。

リアリティ・オリエンテーションは認知症の人のリハビリテーシ

ョンの一環として行われる場合もありますが、その際も参加者が苦痛や負担を感じないよう、さまざまな工夫が必要です。

たとえば、「今日は日曜日ですね。若いころはお休みの日はどんなことをして過ごしていたのですか?」などと、さりげなく日付を伝え、そこから昔の話に広げてみるといった自然な形でやり取りをするといった配慮ができるでしょう。

③ 認知症の人の他者とのかかわり

1 » お互いに相手の気持ちがわからなくなる

社会的認知の低下によって、認知症の人は相手の気持ちを慮ることが難しくなります。一方で、認知症の人が何を考えているのかがわからないのは私たちも同じです。

それまでは穏やかに生活していた人が、突然怒ったり、施設を出ていったりしてしまうようになることで大きな戸惑いを感じるでしょう。なぜそのような行動をしてしまうのかわからないまま看護を担うことはとても大変なことです。

ケアはケアをする側、される側の双方がいて初めて成り立ちます。つまり、認知症の人と看護師の間ではさまざまな心のやり取りが行われているはずです。しかしながら、社会的認知の低下により、両者の心のやりとりにはすれ違いが生じます。

たとえば、歩くときにふらつきがある認知症の人がいた場合、看護師は転倒のリスクを心配して「席を立つときは教えてください

ね」と声をかけるかもしれません。一方で、認知症の人側の視点からは転倒を心配されていることに気づかず、「自分がどこに行こうが自分の自由じゃないか」と看護師には何も言わず歩こうとします。

　すると、看護師は歩こうとするのを制止して「どこに行くのですか？　立つときには教えてください」と再び認知症の人に伝えます。認知症の人は看護師に何でいちいち指図されるのかわからず、看護師はなんで認知症の人が自分の伝えたことを無視するのかがわかりません。

　こうしたすれ違いが双方にとってストレスになると、ケアがコントロールに変わっていきます。看護師は認知症の人が何かしようとするたびに制止するかもしれませんし、認知症の人は自分の自由を脅かされることへの抵抗を看護師に対する暴言やケアへの拒否といった形で表現するかもしれません。

　互いのすれ違いを防ぐ方法の一つは、「具体的に伝えること」です。たとえば、「体調はどうですか？」といった質問は日常的に使われていると思います（図3-3）。ただ、「体調」とは何のことを表しているのでしょうか？熱があるかないか訊いているのでしょうか？気分の良し悪しを訊いているのでしょうか？　昨日よく眠れたかどうかを訊いているのでしょうか？

　私たちは会話の文脈や日々の記憶から推測して「体調」という言葉が何を示しているのかを暗黙のうちに理解することができます。社会的認知をはじめとする認知機能の低下があると、こうした曖昧な表現が何を意味しているのかがわかりません。先の例でも、「席を立つときには教えてください」という言葉に含まれる理由を推測できないことがコミュニケーションの齟齬の原因として考えられます。

図3-3　曖昧なコミュニケーション

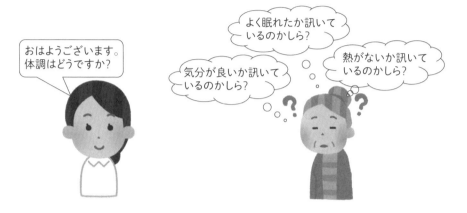

　「気分は良いですか?」、「転ぶのが心配なので、席を立つときは教えてください」などと、体調とは何を指しているのか、なぜ席を立つときには声をかけてほしいのか、具体的に伝えることが大切です。

　日常の仕事のやり取りの中でも情報伝達の齟齬はよくあることです。これも、原因として曖昧な表現が使用されていることが考えられます。

　もう一つは、「なぜそのような行動をとるのかについて考えること」です。認知症の人の行動には何かしらの理由があります。それは必ずしも心理的なものではなく、便秘による不快感や前日の睡眠状況、薬剤の副作用など身体的な問題であることもあります。

　直接理由を訊ねることができれば一番良いのですが、認知症の人は自分の状況について上手く話せないことも少なくありません。認知症の人の行動の背景にある要因を探り、原因に応じた対応を取れるよう、多職種で協力することが求められます。

2 » 認知の硬さによる行動の変容

　次のような問題があったとき、あなたならどのように答えるでしょうか[7]（表3-2）。

表3-2　認知の硬さを確かめてみましょう

問題

　容量の異なる3つの水瓶（A、B、C）を使って、定められた量の水を汲みたいと思います。

（ア）あなたは100ℓの水を汲むよう頼まれました。水瓶の容量はそれぞれ、A：21ℓ、B：127ℓ、C：3ℓです。さて、どのように汲んだらよいでしょうか。

（イ）あなたは99ℓの水を汲むよう頼まれました。水瓶の容量はそれぞれ、A：14ℓ、B：163ℓ、C：25ℓです。さて、どのように汲んだらよいでしょうか。

（ウ）あなたは18ℓの水を汲むよう頼まれました。水瓶の容量はそれぞれA：15ℓ、B：39ℓ、C：3ℓです。さて、どのように汲んだらよいでしょうか。

　この3問の答えは、全てB－A－2Cという式で計算できます。

　（ア）の問題は、最初にB（127ℓ）を汲んで、そこからA（21ℓ）を1杯、C（3ℓ）を2杯分汲みだすと100ℓになります。B(127)－A(21)－2C(6)＝100となります。

　（イ）の問題も、最初にB（163ℓ）を汲んで、そこからA（14ℓ）を1杯、C（25ℓ）を2杯分汲みだすと99ℓになります。B(163)－A(14)－2C(50)＝99となります。

（ウ）の問題も同様に、最初にB（39ℓ）を汲んで、そこからA（15ℓ）を1杯、C（3ℓ）を2杯分汲みだすと18ℓになります。B（39）－A（15）－2C（6）＝18となります。

　さて、（ウ）の問題について、何か気づいたことはないでしょうか？　18ℓの水を汲みたいのであれば、Aの水瓶（15ℓ）とCの水瓶（3ℓ）を一杯ずつ汲む方（A＋C）が早くできます。

　しかし、事前にB－A－2Cという計算式が繰り返されていると、もっと簡単な方法があるのにもかかわらず手間のかかる計算方法をしてしまうことがあります。

　このようなことが起こる背景には、認知の硬さが関係しています。認知の硬さは、高齢になるほど、認知症が重度になるほど強くなります。認知の硬さは、頑固さや融通のきかなさとも関連します。つまり、いったん覚えたやり方や考え方を状況が変わっても変えない、もしくは変えられないのです。

　認知の硬さについて、もう少しチェックしてみましょう。「か」で始まる言葉を1分間でできるだけたくさん考えてみてください。終わったら、今度は「動物」の名前を1分間でできるだけたくさん挙げてみてください。

　何個思い浮かんだでしょうか？　これは言語流暢性と呼ばれる課題なのですが、たくさんの言葉を挙げるには認知的柔軟性（認知が硬くないこと）が必要になります。

　認知症の人では、数個思い浮かんだだけで止まってしまったり、一度挙げた言葉を何同も繰り返したりすることがあります。時には、「か」で始まる動物を言わないといけないと思い込んでしまっていることもあります。

　このように、認知が硬いことにより新たな言葉が思い浮かばなく

なっていたり、ルールの切り替えができなくなったりします。

　一つのことに捉われず、さまざまな可能性を推測することは　適応的に生活するために大切です。しかし、認知が硬い人の場合は、なかなか自分の考えを変えることができません。たとえば、第一印象が悪いものになってしまうと、そこから修正することが難しいのです。

　入院や施設への入所、通所サービスの利用など、新しい環境になる時は誰もが緊張します。最初の体験がネガティブなものにならないよう、看護師から積極的に話しかけ、他の高齢者に紹介して関係性を築いてもらうといった特別な配慮を心がける必要があります。

3 » 認知機能と意思決定

　私たちの日常生活は意思決定の繰り返しです。意思決定と聞くと、延命治療をするのかしないのか、遺言はどうするか、といった大きなことを思い浮かべがちです。実際には、「今日はお寿司を食べよう」、「そろそろ寝よう」、「お茶を買いに行こう」など、小さな意思決定を繰り返して生活しています。

　人の意思決定は非合理的です。たとえば、同じ内容だったとしても、何を言ったかではなく誰が言ったかで相手の受け取り方が異なる、というようなことはしばしば経験するかもしれません。なぜこのようなことが起こるかというと、私たちの意思決定には論理だけでなく感情も大きな影響を及ぼしているからです。

　たとえば、デパートで買い物をしていて、新作のバッグを見つけて、「あ、これ欲しい」と思ったとします。この時、感情が優位になれば「欲しい!!買ってしまおう!!」と購入する方向に意思決定が

働きます。いわゆる衝動買いです。

　一方で、その時に論理が働けば、「いやいや待て、これを買ってしまうと今月の生活費が苦しくなるし…」などと、購入を控える方向に意思決定するでしょう。このように、感情や論理がやり取りして最終的に意思決定しているのです（図3-4）。

　また、認知の資源や時間には限りがあります。全てのことをいちいち熟考していてはとても生活は成り立ちません。私たちが意思決定をする際には、これまでの自分の経験を基に判断していることも多くあります。このような経験に基づく思考様式のことをヒューリスティックといいます。

　ヒューリスティックは、熟考することに費やされる認知の資源や時間の節約になり、ある程度妥当な判断ができますが、一方で誤った判断を下してしまうことがあります。

図3-4　意思決定のプロセス

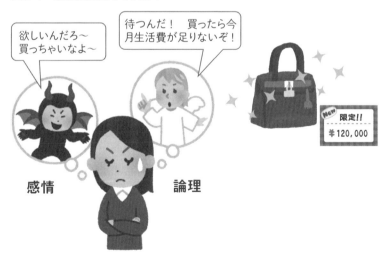

例として有名なものに、トヴァスキーとカーネマンによるリンダ問題があります。次のような問題があった時、あなたはどちらが正解だと答えるでしょうか[8]（表3-3）。

表3-3　ヒューリスティックの例

リンダは31歳、独身で、率直に意見を言い、非常に聡明である。大学では哲学を専攻した。学生時代、彼女は、人種差別や社会正義の問題に強く関心をもち、反核デモに参加していた。次の2つのうち、どちらの可能性が高いだろうか。

　A：銀行の出納係をしている。
　B：銀行の出納係であり、女性解放運動もしている。

　正解はAなのですが、90％もの人がBを選びました。Aが出納係だけなのに対し、Bは出納係であることに加えて女性解放運動をしていることが必要ですので、確率的にはAの方が高いはずです。

　それにもかかわらず、「人種差別や社会的正義の問題に強く関心を持ち、反核デモに参加していた」という情報によりBの可能性が高いと思い込んでしまうのです。

　認知の資源が減少すると、論理的に考えることが難しくなっていきます。そのため、その時の自分の感情や、これまでの自分の経験を基にした意思決定がされやすくなります。認知症の人の場合も、感情やヒューリスティックに基づいた判断がなされやすいと考えられます。

　アクティビティに誘われた時の気分が優れなければ「なんでそんな指図されなければいけないんだ」と思って拒否的になるかもしれませんし、良い気分で過ごしている時であれば「いいね、行こう」

となるかもしれません。その時の認知症の人の感情がどのような状態であるかを把握して、タイミングよく声かけすることが大切です。

　感情を活性化させるような声かけもできそうです。入浴の声かけに「お風呂に行きましょう」ではなく「さっぱりしにお風呂に行きませんか」と、「さっぱりする、気持ちよさそう」という感情を喚起するような表現や、アクティビティへの誘いに「お孫さんが喜んでくれるものを作りに行きませんか」と「孫が喜ぶ」という嬉しい感情を喚起させるような表現を加えることで、感情に基づいた意思決定を促すことができるかもしれません。

4 » 周囲の人を個人として認識できない

　私たちはいくつもの集団に属しています。身近な集団として家族に属していますし、他にも学校や職場、地域、国家など、より大きな集団にも属しています。

　たとえば、ご近所であれば「タケシタさんの家のハルコちゃん」といった認識をされますし、仕事上の付き合いであれば「オオサカ病院のヨシダです」と自己紹介するでしょう。海外に行けば「日本人のシミズさん」などと認識されます。そして、個人に対する印象と集団に対する印象は、必ずしも一致しません。

　具体例を挙げてみます。レストランで食事をしている時に、周りにうるさく騒いでいる集団を見ると不快感を抱くと思います。逆に、自分がうるさく騒いでいる側にいる場合には、周りからは不快感を抱かれていても、自分自身にとっては一緒に騒いでいるのは仲良しの相手であり親しみを抱いています。

　このように、自分とは異なる集団に対して悪い印象を抱いたとし

ても、自分自身が集団の中にいると、同じ集団に属する個人に対する印象は好意的になります。

病院や施設で生活する認知症の人の中には、他の患者さんや入居者、職員と上手くかかわることができず孤立してしまっている人がいます。この人にとって、他の患者さんや入居者、職員などは他の集団の人です。その集団に対してネガティブなイメージを持っていたとしたら、ちょっとした話し声や生活音に不快を感じて他の人といさかいを起こしたり、職員に対して暴言を吐いたりしても不思議ではありません。

記憶や見当識に障害があり「話しかけてくるのが誰だかわからない」という状態だと、そもそも個人として認識することができないこともあります。また、私たちは親しい人の顔を見ると、同時にその人に対する親近感が生まれます。

何らかの理由でこの親近感が生まれないと、よく知っている相手であっても別人のように感じてしまうこともあります。このような場合、認知症の人は周囲を集団としてしかとらえられず、いつも不安で孤独を感じているでしょう。

認知症の人が集団を個人として捉えられるようにするためには、こちらから話しかけるしかありません。暴言を吐いたりする認知症の人に対しては、職員も避けてしまいがちです。しかし、関係性を改善するためには、少しずつでも歩み寄っていくしかないのです。

1 » 遠隔操作ロボット「テレノイド」

　近年のICT（Information and Communication Technology）やAI（Artificial Intelligence）の技術の発展には目覚ましいものがあります。認知症ケアにおいてもこれらの技術は着目されていて、介助時の動作補助を行うものから、認知症の人とのコミュニケーションを担うものまで、さまざまなロボットが開発されています。

　特に、コミュニケーションロボットは、アクティビティの運営や認知症の人の話し相手、見守り役としての役割が期待されています。

　コミュニケーションロボットの一つに、大阪大学とATR（国際電気通信基礎技術研究所）が開発した「テレノイド」という遠隔操作型のロボットがあります。最初はちょっと不気味な見た目をしているのですが、慣れてくるとなんだか愛らしさを感じるロボットです（写真）。

　このような見た目をしているのは、個性を極限までそぎ落としたためです。テレノイドにはカメラやマイクがついていて、インターネットで接続し離れたところから操作者が認知症の人と会話をします。声も性別や年齢の異なる声に変換することができます。

写真　テレノイド

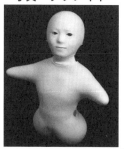

ATR（国際電気通信基礎技術研究所）
石黒浩特別研究所開発

多くの人が最初は不気味に感じるのですが、認知症の人は不気味に思うことなくニコニコと楽しそうに会話をします。普段は言葉によるコミュニケーションがほとんど取れない状態の人でも、テレノイドを介して話すと「かわいいね」と言って触ったり、テレノイドが歌うと、それに合わせて歌ったり、手を叩いたりします。

　それだけでなく、「大きくなったら何になる？」と自分から訊ねたり、テレノイドを抱きしめたり、頬ずりをしたりと、スキンシップをする人もいます。人とのコミュニケーションではこのような様子は見られないのに、なぜテレノイドを介するとやり取りが活発になるのでしょうか？

　理由としては、テレノイドの見た目に個性がないことがあります。たとえば、二人の人の写真を見た時、「この人は優しそう」、「こっちの人は怖そう」といった印象を持つことがあるかと思います。実際には見た目と性格は一致しないことが多いのに、私たちはなんとなく見た目に対してある程度固定したイメージを抱きがちです。

　一方、テレノイドはこうした個性がないため、自分自身のイメージを自由に投影することができます。また、表情認識が難しくなっている認知症の人にとって、表情の変化もないテレノイドは話しやすいのかもしれません。

　コミュニケーションロボットとの会話は、認知症の人だけでなく、介護者にも変化をもたらします。実際、認知症の人とテレノイドが活き活きと会話をしている様子を見た職員は「こんなに話ができる人だと思っていなかった」と感想を口にすることがありました。

　専門職であっても、経験が浅い場合は「認知症の人とどんな話をしたらよいかわかりません」という悩みを聞くことがあります。これは、認知症の人の心の世界に入り込めていないことが原因です。

テレノイドの実験では、操作側にも変化が見られました。「テレノイドの自分は相手にどう見られているのだろうか」という意識が働き、次第に相手に合わせた会話をするようになり、会話が弾むようになったのです。

　認知症の人は言葉の理解が難しかったり、言いたいことを上手く口にすることができなかったりするために「会話ができない人」と思われていることもあります。

　言語の問題は認知症の人にはよく見られる問題ですし、全く会話ができない場合もあります。ただ、私たち自身が認知症の人の会話能力を過小評価していないか、あらためて見直す必要がありそうです。

2 » ビデオ通話によるコミュニケーション

　2020年初めから流行した新型コロナウイルス感染症は、認知症の人とのコミュニケーションを難しくしています。常にマスクをすることにより表情が見えにくくなり、不安を抱かせてしまうケースもあるかもしれません。口の動きもわからないため、声を聞き取りにくくなっている場合も考えられます。

　国際老年精神医学会のガイドライン[9]の中で、認知症の行動・心理症状を説明する理論の一つとしてストレス閾値モデル（Stress Threshold Model）があります。この理論では、認知症により対処能力が低下しているところに、自分の対処能力を超える過剰なストレスが加わることが行動・心理症状の発生につながると考えられています。

　新型コロナウイルスに限らず、感染症は認知症の人に限らず周囲

の人にとっても強いストレスを引き起こす状況です。消毒作業や感染予防に努めなくてはなりませんし、自分が感染して周囲に広めてしまうかもしれない恐怖感もあります。私たちでさえそうなのですから、このような状況では普段と違う周囲の様子に認知症の人が戸惑い、不安になったとしても不思議ではありません。

日本認知症学会が専門医を対象に行った調査[10] によると、新型コロナウイルス感染症流行により認知症の人の症状悪化を認めたとする回答は40%であり、そのうち半数近くが認知機能や行動・心理症状の悪化でした。また、重度認知症デイケアの利用が減少したという回答の割合は47%、認知症カフェや家族会などの利用についても「著しく／やや減少している」と回答された割合が46%と、認知症の人が他者とかかわる機会も減少していました。

施設の利用減少と認知症の症状悪化との関係性は結論づけられていませんが、認知症の人が少しでも人とのかかわりを持ち、安心して過ごせるようパソコンやタブレット端末などを用いたオンラインの面会も増えてきています。

国際アルツハイマー病協会が公表している新型コロナウイルスに対する認知症の人へのかかわり方でも、電話やビデオ通話を使って親しい人と連絡を取ることが推奨されています（図3-5）。

対面とオンライン、どちらがコミュニケーションとして優れているのか、はっきりとはわかりません。ただ、オンラインは遠くに離れて暮らしていて普段なかなか会えない家族とも話をすることができ、対面にはない利点があります。少なくとも、両者を併用できるのは望ましい環境だと考えられます。

これまでは対面が中心のコミュニケーションでしたが、今後は医療や福祉においてもこのようなICT技術を用いたコミュニケーショ

ンも増えていくことが期待されます。

図3-5　新型コロナウイルス感染症における認知症の人への対応

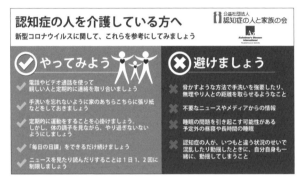

公益社団法人認知症の人と家族の会ホームページ．http://www.alzheimer.or.jp/
2020年12月7日アクセス

5 ┃ 認知症の人の世界を大事にする

1 » エルダースピークとは？

　認知症の人とのコミュニケーションのやり取りの一つに、エルダースピークがあります。これは、高齢者に対して赤ちゃんとやり取りするように話しかけることをいいます。具体的には、高いトーンや極端な抑揚、短い言葉やシンプルな文法などが用いられます。

　認知機能障害が強くなると相手の言葉を理解するのに時間がかかったり、一度に多くのことを言われてしまうと混乱してしまったりします。このような場合、短い言葉やシンプルな文法を用いること

はコミュニケーションにおいて配慮できる一つの方法です。

　ただ、認知症の人自身は普通に会話ができるにもかかわらず、「認知症だから」とひとくくりにエルダースピークを用いてしまう人がいます。すると、認知症の人はバカにされたように感じます。海外の研究では、認知症の人に対するエルダースピークの使用は介護に対する拒否的な反応を増やすことも報告されています[11]。

　高齢者に対する偏見や差別のことをエイジズムといいます。エイジズムはレイシズム（人種差別）やセクシズム（性差別）と並ぶ差別といわれています。

　レイシズムやセクシズムが特定の人種や性別の人に向けられるのに対して、エイジズムは誰もが差別をする側にもされる側にもなり得ます。なぜなら、老いは誰もが経験するからです。

　とはいえ、エイジズムという言葉は一般的にほとんど知られていませんし、そもそも差別や偏見を持っていることに気づいていないことさえあります。

　エルダースピークは善意あるエイジズムと皮肉を込めて呼ばれることがあります。使っている本人は良かれと思って使っていることが多いからです。ただ、その背景には認知症の人は何もできない人と、自分よりも下に見てしまっているという心理が働いているのです。

　同僚などにエルダースピークを使っている人がいた場合は指摘すべきですし、個人で振り返ることもできます。認知症の人と二人でいる時と、同僚や上司、家族が見ている時とで口調が変わってしまっていないでしょうか。

　もし変わってしまうと気づいた人はエルダースピークを使っている可能性があります。認知症の人の能力を過小評価しないためにも、

普段の自分がどういう話し方をしているか振り返る必要があるでしょう。

2 » 怒らない、否定しない、共感する

　記憶障害や見当識障害が起こると、認知症の人の生活する世界と私たちの生活する世界が食い違っていきます。すると、認知症の人の話に対して、怒ってしまったり、ついつい否定してしまったりします。

　記憶障害により同じことを繰り返し言われたとき、どう応じるでしょうか。最初は「もう少し待っていてくださいね」と優しく応じ、2回目は「待っていてください」と少しぶっきらぼうになり、3回目には「待っていてくださいって言ってるでしょ!」と感情的に反応してしまうことがあります。

　私たちからみたら「3回も同じことを訊いてきて!」と思いますが、認知症の人からしたら「初めて訊いたのに怒られた」と体験しています。

　また、見当識障害のため若いころに戻っていて「私は社長で今日は会議があるから出かけなくてはいけない」という話を何度もされたら、「そんなわけないじゃない!何言ってるの!」と否定しまうこともあるかもしれません。私たちからしたら患者さんですが、本人からしたら社長さんであるわけです。

　認知症の人にとっては自分の世界が現実です。自分の言動に対して怒られたり、否定されたりすると認知症の人は混乱します。そして、このような体験が積み重なると、ネガティブな気持ちが高まり行動・心理症状が悪化することもあります。

認知症の人は嫌なことがあっても忘れてしまうから大丈夫、などと思っては決していけません。なぜなら、強い感情を伴う出来事は記憶に残りやすいからです。それを示した実験があります[12]。

　この実験は、1995年の阪神・淡路大震災の後に行われました。アルツハイマー型認知症の人に、脳の画像検査を撮影した記憶と震災の記憶についてどれくらい覚えているかを訊ねたところ、画像検査を撮影した記憶は認知症が重度になると覚えていない人が多かったのに対して、震災の記憶は認知症が重度でも多くの人が覚えていました。

　記憶は主に脳の海馬とその周辺のネットワークが関与しており、感情は扁桃体とその周辺のネットワークが関与しています。この2つのネットワークが近いところにあるために、記憶と感情の結びつきが強くなると考えられています。震災の記憶は強い恐怖と結びついていたため、よりはっきり記憶されていたと考えられます。

　認知症の人の言動には私たちも振り回されます。その時、私たち自身も認知症の人に対して否定的な感情を抱くことはあります。ただ、認知症の人が穏やかに生活できるようにするためには、私たちが認知症の人の現実に歩み寄らなくてはなりません。認知症の人の語りに耳を傾け、共感的な態度で聴くことが大切です。

3 » 思い出を聴く

　アルツハイマー型認知症のエピソード記憶障害の特徴は、新しいことを覚えられないということです。そのため、最近の出来事を訊ねても上手く答えられません。

　上手く話ができないことは認知症の人にとってももどかしいですし、

訊かれても上手く答えられないと次第に話をすることが苦痛になっ
てしまいます。

　一方で、自伝的記憶は比較的保たれます。自伝的記憶とは、自分
がどのような生活を送ってきたかという、自分自身の歴史に関する
記憶のことをいいます。

　高齢者に思い出を話してもらうと、20代くらいの出来事をよく
覚えていることが知られています。この現象を「レミニッセンス・
バンプ」と言います。レミニッセンスとは思い出、バンプとは突起
のことを意味します。思い出されるエピソード量を年代別にグラフ
に表してみると、10代後半〜30代頃に突起部分ができるためにこ
のように呼ばれています[13]（図3-6）

　アルツハイマー型認知症の人でも、初期の頃であれば昔のことは
よく覚えていて話をすることができます。思い出を語ることで認知
症の人の情動の安定や生活の質の向上を図るアプローチとして、回

図3-6　レミニッセンス・バンプ

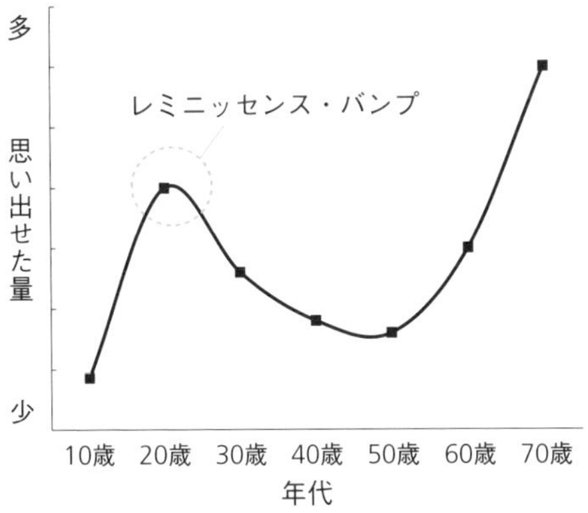

（Rubin et al., 1998を邦訳、改変し作成）

想法がよく使われます。

　ただ、思い出が客観的な事実とは限りません。なぜなら、記憶は再構成されるからです。これは認知症の人に限らず、私たち自身の記憶も同様です。人の記憶はビデオカメラで録画したものとは異なります。詳細についてすべてを記憶しておくことはできないため、自分なりに情報を補っているのです。

　認知症の人が思い出を語っているとき、家族などから事前に情報を得ていて事実と違うことを知っていると、ついつい「それは〜ですよね」などと先に指摘してしまったり、訂正してしまったりするかもしれません。

　このような指摘は認知症の人を混乱させてしまいますので注意が必要です。とはいえ、認知症の人と思い出話に花を咲かせるのは、会話を楽しむために有効です。

4 » 適切な距離を探る

　誰にとっても心地良い距離があります。それは物理的なものもあれば、心理的なものもあります。私たちは他者とかかわりを持つ時、自然とこのような距離を調整しています。

　友人や家族と話すときは近い距離でも気になりませんが、よく知らない人の場合には、同じ距離であれば不安や緊張といった不快な感情を抱くでしょう。このような、他者が入ってくることで心理的な侵襲性を感じる領域のことをパーソナルスペースといいます。

　文化人類学者のエドワード・ホール[14]は、パーソナルスペースを1. 密接距離（0cm〜46cm）、2. 個体距離（46cm〜122cm）、3. 社会距離（122cm〜366cm）、4. 公衆距離（366cm〜）、の4つに分

類しました。

　ホールの理論に基づいて行われた世界42か国の約9000人を対象とした調査では、見知らぬ人（社会距離）、面識がある知人（個体距離）、親しい人（密接距離）の3つの状況について会話する際の快適な距離を調べました。その結果、快適に会話ができる平均的な距離は、見知らぬ人の場合は135㎝、知人だと91.7㎝、親しい人で31.9㎝でした[15]。

　この調査では、平均気温が高い国の人はより距離が近く、一方で女性や年齢が高い人ほど快適な距離が遠くなることもわかりました。

　日本でも北海道と沖縄では年間の平均気温がだいぶ違いますから、もしかしたら地域によって会話をするのに適切な距離も異なるのかもしれません。認知症の人と話すときには、どの程度の距離がお互いにとって良いのか意識する必要がありそうですし、そもそもどのような関係として見られているのかを考慮する必要もありそうです。

　また、互いの距離を決める要素として大事なのは、やり取りをするお互いがどのような感情を抱きあっているか、ということです。たとえば、一方は親密になりたいと近づいてきても、相手がそう思っていなければ離れようとするので距離は縮まりません。

　適切な距離で会話をするためには、相手と自分との関係性についての理解や、相手が自分と会話をしたいと思っているのかどうか推測することが求められます。これが上手くできないと、親しくない人でも過度に近い距離で話をしようとするようになります。

　よく知らない人が近づいてきたら、私たちの多くはその人と距離を取ろうとするでしょう。ただ道を訊ねようとしているだけかもしれませんが、もしかしたら襲おうとしているのかもしれないからです。パーソナルスペースに侵入されることで生じる感情は、私たち

の身を守る上でも大事な能力なのです。

　一方で、認知症の人は見知らぬ人が近づいてきても距離を取ろうとしない傾向があることが知られています[16]。その理由として、認知機能の低下により、どのような状況なのかを理解することが難しくなっていることに加え、状況に応じた適切な反応を取ることができないということが考えられています。

　とはいえ、それも個人差がありますから、認知症の人が怒ったり、不安になったりする時は、私たちが知らず知らずのうちにパーソナルスペースに侵入していることが原因になっているのかもしれません。認知症の人と会話をするのにどの距離が適切なのか、探っていく必要があります。

5 » 認知症の人の立場になって考える

　私たちの見ている景色と、認知症の人が見ている景色は違うかもしれません。たとえば、レビー小体型認知症の人は視覚を司る脳の後頭葉の機能が低下するため、奥行きを知覚することが難しくなります。奥行きは遠近感を認識するために重要です。

　レビー小体型認知症の人と話をした時に、「虫が大きく見えてとても怖かった」という話をうかがったことがあります。別の人では、車から降りる時におそるおそる足を伸ばす人もいました。

　この人たちは奥行きの知覚が上手くできなくなったために、虫が目の前にいるように見えたり、車から地面までの高さを途轍もないものに感じたりしていたのではないかと考えられます。

　実際にないものが見える幻視や、対象を誤って知覚する錯視も見られます。「壁の前に子どもが立っている」と話したり、電気コー

ドが蛇に見えたりすることがあります。このような様子が見られた時、本人に幻視や錯視の存在を説明することで安心する場合もあります。

　認知症の人は、私たちには「なぜそのようなことをするのか」と思うような行動をとることがあります。病院や施設で生活しているにもかかわらず繰り返し「帰ります」と訴えるのもそうですし、入浴や排泄の声かけに対して拒絶したりします。このような行動はしばしば介護者を困らせます。

　ただ、困っているのは認知症の人も同じです。困っているからこそ何かしらの行動を起こしているのであり、それが私たちの認識とは異なっているためにすれ違いが生じているのです。

　一見不可解に見える行動であっても、その背景には認知症の人なりの理由があるはずです。私たちに求められるのは、認知症の人がなぜその行動を起こしているのかを探ることです。

　レビー小体型認知症の人の例にあったように、自分の体験を言語化できる場合もありますが、言語機能に障害が強くなってくると行動観察から推測しなくてはなりません。

　認知症の人自身も困っているのだということを理解し、本人がどのように世界を知覚しているのか、想像力を働かせる必要があります。

---

6 » 自律を促す

　自律とは自分をコントロールできている感覚であることは述べました。自律とは自由なものであり、自律を阻害されたとき、私たちの心の中では自らの自由を取り戻そうという働きが生まれます。

心理的リアクタンス（Reactance, 抵抗）という言葉があります。これは説得コミュニケーションで使われる用語で、説得することによって相手は態度を硬化させてしまうという現象です。ようするに、説得しようとすればするほど逆効果ということです。

　なぜこのようなことが起こるのかというと、説得には「私の言うことに従いなさい」というメッセージが込められているからです。これはつまり、自己決定させてもらえない、ということです。説得により自律が阻害されるため、私たちは相手の言うことに従わないという選択をすることで自分の心を守ろうとするのです。

　こちらが「外に散歩に行きましょう」と声をかけてもいつも拒否する人がいたとします。何気ない声かけですが、この言葉の中には「散歩に行かないといけません」といった命令的な意味や、「散歩に連れて行ってあげますよ」という同情的な意味が含まれているかもしれません（図3-7）。

　私たちにその気はなくても、相手にはそう受け取られているかも

図3-7　心理的リアクタンス

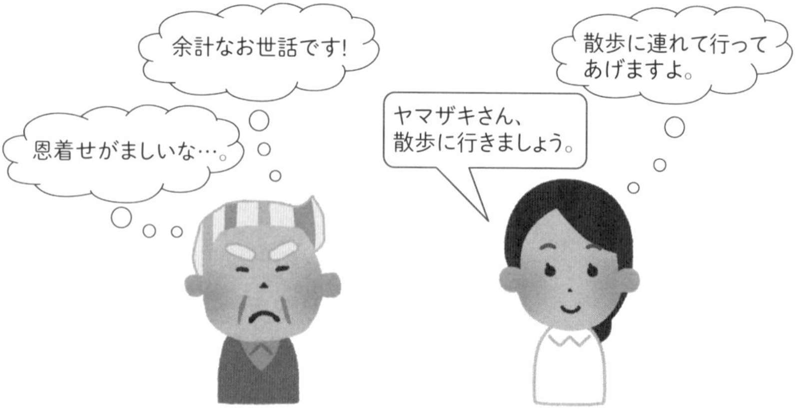

しれないのです。当然、相手にとっては「余計なお世話」ですから、拒絶という選択をすることで自分の自由を守っていると考えられます。

それではどのように声をかければ良いのでしょうか?その答えは、相手に決定を委ねることです。たとえば、そもそも散歩ではなく、「今日は何をしましょうか?」と本人がしたいことを訊ねるという方法があります。

このような訊ね方だとどう答えてよいかわからない場合もあります。その時には「散歩に行きませんか?」と、相手に提案する訊ね方ができます。このような訊き方であれば、「はい（行きます）、いいえ（行きません）」の2択で答えることができます。

質問の仕方には訊ねられた側が自由に答えることができる形式である開かれた質問（Open question）と、「はい、いいえ」で答えられる形式の閉ざされた質問（Closed question）があります。

2つの質問の仕方を上手く組み合わせることは、会話を促進することにも役立ちます。たとえば、会話が苦手な人の場合は閉ざされた質問を中心に組み立てて、自分から話をするのが得意な人には開かれた質問を中心にする、といった具合です。

また、認知症の人の希望を訊ねた時に、もしかしたら「あなたに任せます」と話す人もいるかもしれません。この場合は散歩に行くことを決めたのは職員であっても、「判断を委ねる」という選択は自分でしていますから、自律が阻害されることはありません。

認知症の人とのコミュニケーションに限らず、「説得」よりも「納得」してもらえる声のかけ方を考えることが大切です。

第 4 章

日常会話による認知症の
スクリーニング

①認知機能検査で傷つけられるプライド

　認知機能を測定するために、多くの心理検査（認知機能検査）が開発されています。有名なものでは、改訂長谷川式簡易知能評価スケール（HDS-R）やミニメンタルステート検査（Mini-Mental State Examination; MMSE）があります。

　これらの検査は、認知症の疑いがあるかないかを大まかにスクリーニング（ふるい分け）する目的で用いられます。簡便で10分程度で施行できるため、多くの職種によって使われています。

　多くの認知機能検査の特徴は、正解・不正解のある課題を用いて認知症疑いの有無を判定することです。「今は何月ですか？」、「100から7を引いてください」といった質問を繰り返していきます。テストの成績で自分の運命が決まる、というのは強い不安や緊張を喚起します。

　誰もが受験や就職、資格試験など、自分の能力を試される場面ではさまざまな気持ちを抱いたと思います。試験前には「できなかったらどうしよう」と不安になったり、試験中には「ああ、もう時間がない!!」と焦ったり、試験後には「きっとダメかもしれない…」と落ち込んだりしたのではないでしょうか。このような気持ちは検査を受ける高齢者も同じでしょう。

　特に、道路交通法の改正により75歳以上のドライバーは全員、運転免許の更新時に認知機能検査を受けることになりました。認知症による運転事故のリスクがメディアで取り上げられている一方、

公共交通機関が不便な地域に暮らす高齢者にとって車は生活に欠かすことができません。これらの高齢者にとって、運転免許更新時の認知機能検査は極めてストレスな状況だと思います。

　認知機能検査を受けることにどれくらい心理的な苦痛を感じるかを調べた研究があります[1]。この研究では、MMSEをはじめ全部で45分程度いくつかの検査を実施し、その後にどれくらい心理的な苦痛を感じたかを尋ねました。

　結果として、認知症の人の70%が検査を受けたことで心理的な苦痛を感じており、健常な高齢者であっても47%が心理的な苦痛を感じていたことがわかりました（図4-1）。そして、この苦痛は、以前に比べて自分の記憶力が悪くなっていると思っているほど強かったのです。

　多くの認知機能検査は、正常であればほぼ全員が満点を取れる難易度の課題で構成されています。このことは、できなかった時のプ

図4-1　認知機能検査で生じる心理的苦痛

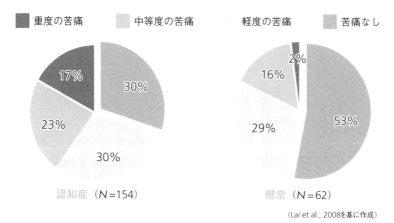

■ 重度の苦痛　　　■ 中等度の苦痛　　　■ 軽度の苦痛　　　■ 苦痛なし

認知症（N＝154）　　　　　　健常（N＝62）

（Lai et al., 2008を基に作成）

ライドの傷つきがより大きくなることを示唆しています。したがって、実施にあたって、不安や緊張をほぐすための工夫や、検査の目的や内容をきちんと伝え同意を得ることはとても大切な手続きになるでしょう。

認知機能検査の結果は、得点だけを見るのではなく、どのような誤り方をしたのかという失点パターンの検証や、検査時の態度や応答についての行動観察を含めることで、認知症かどうかを判定するだけでなくケアへの活用も期待できます。

ただ、残念ながら「MMSEが20点だから認知症だ」というように、総得点だけを見て安易な判断が下されてしまっていることも少なくありません。

②画像検査では脳の状態しかわからない

認知症の診断のために、CTやMRIといった脳の画像検査が用いられています。画像検査は認知機能検査とは異なり能力を図るものではないので、検査を受けることに抵抗感を抱くことは少ないかもしれません。

しかし、認知機能検査の場合はできなくても「昨日よく眠れなかったから調子が悪かった」などと言い訳ができる一方で、画像検査は目に見えて脳の萎縮や血流低下がわかってしまうため、結果を説明された時の衝撃は大きくなります。

また、画像検査は海馬の萎縮や前頭葉の血流低下といった脳の構造や機能の状態についてはわかりますが、それが日常生活の中でどのような問題を引き起こしているのかまではわかりません。それを示す有名な研究にナン・スタディがあります[2]。

ナン・スタディは、修道女を対象にした認知症の研究です。なぜ修道女なのかというと、信仰組織は会員の名簿や在籍者の過去に関する詳細な記録が保管されていることや、生活様式が均一なため健康に影響する生活習慣などの要因の個人差が小さいからです。この研究では修道女の死後に脳の解剖も行っており、生前の生活状況と死後の脳の状態を比較することもできました。

　研究により明らかになったことは、脳の状態は委縮が進んでいて病理学的にはアルツハイマー型認知症の明確な証拠があったにもかかわらず、生前には知的な問題が一切見られない人が一定数いるというものでした。

　余談ですが、ナン・スタディで示された病理学的な変化と臨床的な症状との乖離をもたらす脳の力を「認知の予備能」といいます。認知の予備能には教育歴や食生活習慣、余暇活動、知的活動といった要因の影響が報告されており、認知症予防の考え方の基になっています。実際、ナン・スタディでも死後の脳の状態と生前の生活状況に乖離が見られたのは、若い頃に書いた自伝の内容が豊かで、前向きな感情表現を使用していた修道女でした。

　このような知見もあり、現状では画像検査と認知機能検査の成績、診察や面接からの情報などに基づいた総合的な視点から、認知症の診断や生活で起こりうる問題の予測が行われています。

　認知症の人ではしばしば妄想や暴力行為といった行動・心理症状を示す人がいます。認知症になる前にはこうした様子が見られることはなかったのですから、これらの行動の背景に認知機能障害があることは間違いありません。

　とはいえ、すべての認知症の人が行動・心理症状を呈するわけではありません。同じアルツハイマー型認知症で、同じような脳構造

や血流の状態であっても、行動・心理症状が見られる人もいれば見られない人もいます。認知症の診断同様、脳の構造や機能を測定する画像検査だけでは認知症の人の行動を理解することは難しいことを意味しています。

　認知症の人の行動・心理症状には、本人の性格や生きてきた歴史も大きく関係します。これらをひも解いていくことは、認知症の人の苦しみを理解することにもつながります。そのためには、認知症の人とのコミュニケーションが不可欠です。

③日常会話式認知機能評価CANDy

　認知機能検査で生じる心理的苦痛という課題を補うために筆者らが開発した評価法が「日常会話式認知機能評価〈CANDy；〈Conversational Assessment of Neurocognitive Dysfunction〉キャンディ〉」です。

　CANDyは認知症の人との自由な会話の中から認知機能を評価することが可能な手法です。研究に関する専門的な話になりますが、CANDyの有用性について理解してもらうために、開発プロセスについて紹介します（図4-2）。

　CANDyの開発には、心理学者、精神科医師、臨床心理士、言語聴覚士、介護福祉士といった専門職に加え、高齢者を対象とした電話相談サービスを行っている民間企業にも協力してもらいました。

　まずは、とにかく会話の特徴をたくさん集めました。各専門職の臨床経験に基づいて意見交換をしたり、認知症に関する書籍や論文、民間企業の電話相談のやり取りの録音データなどを参考にしたりして、最初のステップとして合計35個の会話の特徴を抽出しました。

図4-2　CANDyの開発プロセス

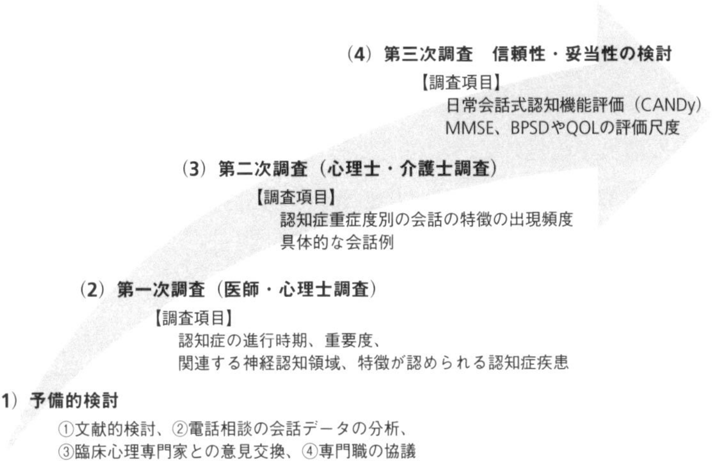

（4）第三次調査　信頼性・妥当性の検討
【調査項目】
日常会話式認知機能評価（CANDy）
MMSE、BPSDやQOLの評価尺度

（3）第二次調査（心理士・介護士調査）
【調査項目】
認知症重症度別の会話の特徴の出現頻度
具体的な会話例

（2）第一次調査（医師・心理士調査）
【調査項目】
認知症の進行時期、重要度、
関連する神経認知領域、特徴が認められる認知症疾患

（1）予備的検討
①文献的検討、②電話相談の会話データの分析、
③臨床心理専門家との意見交換、④専門職の協議

　これらの項目全てが評価に有用であるわけではありません。どの項目が認知症の評価に役立つのかを検証することが次の目的です。そのために、2つの調査を計画しました。

　一つ目の調査（第一次調査）では、老年精神医学や老年臨床心理学を専門とする医師と心理職に、各項目がどのような認知症疾患や認知症の進行段階に見られやすいのか、また、認知機能のどのような側面を反映しているのかについての評価を依頼しました。

　二つ目の調査（第二次調査）では、心理職や高齢者施設に勤める介護職員を対象にして、認知症の重症度と各項目の出現頻度に関する調査を行いました。

　これらの調査で得られたデータを解析したみたところ、軽度認知障害（MCI）や軽度認知症では記憶に関する会話の特徴が、中等度認知症では興味・関心に関する会話の特徴が見られやすいことがわ

かりました。

　アルツハイマー型認知症は記憶障害が見られますし、進行につれてアパシーなどの症状も見られることが知られています。調査の結果は、これらの臨床所見とも一致するものでした。第一次、第二次調査の結果を踏まえて、最終的に15個まで項目を絞りました。

　最後の第三次調査ではCANDyの評価法としての妥当性を検証するために、認知症の高齢者と健常高齢者に施行して得点を比較してみました。結果として、CANDyは6点以上を陽性（認知症疑い）とする判定基準（カットオフ値）を設定した場合、アルツハイマー型認知症の人の86.2%が陽性（感度 0.862）になり、健常高齢者の94.5%が陰性（特異度 0.945）になりました。

　この数値はMMSEやHDS-Rとも変わらない検査精度であり、これらの複数の調査により、日常会話による認知症スクリーニング法の有効性を検証することができました。

　また、第三次調査では医師や心理職だけでなく、高齢者施設に勤める介護職員が評価した場合の有効性についても検証しました。施設で暮らす高齢者は認知症の診断を受けていないことも少なくないため、認知症の診断有無ではなくMMSEとCANDy得点の関係性について調べたところ、CANDyは介護職員が評価した場合でも認知機能の評価に有効な手法であることがわかりました。

　以上がCANDyの開発プロセスです。詳しい調査経緯や結果については、参考文献[3,4]をご覧ください。

　看護師を対象とした評価精度に関するデータはまだありませんが、これらの研究成果に基づけば、少なくとも認知症ケアに関する一定の知識や経験があればCANDyを評価することは可能であると考えています。

④なぜCANDyなのか

　CANDyは日常会話に注目した評価法です。日常会話に注目した理由は、認知症になると会話が上手くできなくなってくるからです。何かを訊かれても思い出せない、詳細が不明瞭になる、あれこれと返答を考えるのに時間がかかる、質問の表面的な意味だけを捉えて答える、などのさまざまな特徴が現れます。

　認知症に関する十分な知識と経験を兼ね備えた専門職は、日常会話の中から認知症かどうかを疑ったり、程度を予測したりしています。これらは経験的な知識としては有用ですが、一方でどのような特徴がどれくらい出現すれば認知症かを判断できる客観的な方法がありませんでした。

　経験的な知識を客観化することができれば、経験の浅い専門職であっても認知症の人との会話から認知機能を評価することができるようになります。認知症の人の会話の特徴を知ることで、どのようにかかわったら良いのか、ケアの方針を決めることにも役立ちます。

　私たちは普段言葉を用いて意思疎通をします。相手のことを知るためには会話は重要な手掛かりであり、それは認知症の人に対しても同じです。認知症の人を知るための、そして会話を増やすためのツールがCANDyなのです。

2 » CANDyの使い方

①「会話」によって認知機能を評価

　CANDyは正解・不正解のある課題ではなく、30分程度の高齢者との自由な会話の中で、認知症の人に見られる15個の会話の特徴がどれくらい見られるかを評価します。評価シートと使用マニュアルのpdfファイルは http://cocolomi.net/candy/ から無料でダウンロードすることができます。(資料1・2)

　一度に30分程度の会話の時間を取って全ての項目を評価する必要はありません。数分程度の会話を繰り返したり、特定の項目に焦点を当てた会話を繰り返したりして評価することもできます。

　また、よく知った相手であれば、普段の会話を思い出して評価（印象評価）することもできます。

　評価の仕方は、全く見られない（0点）、見られることがある（1点）、よく見られる（2点）の3段階になります。

　したがって、得点は0点から30点の範囲になり、得点が高いほど認知症の疑いが強くなります。一般的には得点が高いほど正常とされるイメージがありますが、CANDyの評価は逆になるので注意が必要です。

　認知症の評価法としてよく用いられるMMSEもCANDy同様30点満点の検査です。一方、MMSEはCANDyとは逆に、高得点ほど認知機能が高いと判断されます。

　「健常」と「認知症の疑い」のカットオフ値はMMSEが23点、CANDyが6点なので、MMSEで測定されている認知機能とCANDy

日常会話式認知機能評価

Conversational Assessment of Neurocognitive Dysfunction（CANDy）

対象者氏名	
評価者氏名	
実　施　日	年　　　月　　　日（　　）
対象者との日常会話頻度 （初めて、少ないに○をつけた場合は、 必ず会話をして評価してください）	初めて　　　少ない　　　多い
評価方法 （どちらの方法で評価したか○をつけてください）	1. 会話をして評価した 2. これまでの印象で評価した
評価に要した会話時間 （会話した場合に記入してください）	＿＿＿時＿＿＿分〜＿＿＿時＿＿＿分

特記事項（会話時の様子など）

資料2

総合評価

対象者との日常的な会話を通して次の特徴がどの程度見られるか評価してください。
会話にあたっては、次ページ以降の会話例を参考にしてください。

項目番号	分類番号	評価項目	全く見られない	見られることがある	よく見られる
※評価は30分以上の会話を想定して行ってください。 　複数回の会話時間の合計が30分以上でも構いません。 **頻度の目安** 見られることがある …… 1〜2回、もしくは注意深く聞くと気づくことがある よく見られる　　　 …… 3回以上、もしくは会話するたびに見られる、 　　　　　　　　　　　　 この特徴のために、会話の流れが頻繁に途切れる					
1	1-1	会話中に同じことを繰り返し質問してくる （物忘れの有無や程度の評価）	0	1	2
2	1-2	話している相手に対する理解が曖昧である （人物の認識の評価）	0	1	2
3	1-3	どのような話をしても関心を示さない （物事への関心の評価）	0	1	2
4	2-1	会話の内容に広がりがない （思考の生産性や柔軟性の評価）	0	1	2
5	2-2	質問をしても答えられず、ごまかしたり、はぐらかしたりする （取り繕いの有無や程度の評価）	0	1	2
6	2-3	話が続かない （注意の持続力の評価）	0	1	2
7	3-1	話を早く終わらせたいような印象を受ける （会話に対する意欲の評価）	0	1	2
8	3-2	会話の内容が漠然としていて具体性がない （会話の表現力の評価）	0	1	2
9	3-3	平易な言葉に言い換えて話さないと伝わらないことがある （言葉の意味理解の評価）	0	1	2
10	4-1	話がまわりくどい （論理的に話をする力の評価）	0	1	2
11	4-2	最近の時事ニュースの話題を理解していない （社会的な出来事の記憶や関心の有無の評価）	0	1	2
12	4-3	今の時間（時刻）や日付、季節などがわかっていない （時間の流れの理解の評価）	0	1	2
13	5-1	先の予定がわからない （予定に関する記憶の評価）	0	1	2
14	5-2	会話量に比べて情報量が少ない （語彙力や言葉の検索能力の評価）	0	1	2
15	5-3	話がどんどんそれて、違う話になってしまう （話の内容を整理する力の評価）	0	1	2
		合計得点			

によって測定されている認知機能が同等ならば両者の得点の合計が29点前後になります。

わかりやすく両者の満点の30点を目安にして、MMSEとCANDyの合計点が30点から離れるほど、MMSEで評価される認知機能とCANDyで評価される会話に現れる認知機能の違いが大きくなります。

つまり、2つの評価法を実施して、正解と不正解の項目について比較することで、被検査者の認知機能の特徴を検討する指標とすることもできます。

②採点法

採点については、「見られることがある」は30分程度の会話の中で1〜2回、もしくは注意深く聞くと気づくことがある場合に評価します。「よく見られる」は3回以上、もしくは会話するたびに見られる場合や、その特徴のために会話の流れが頻繁に途切れる場合に評価します。

単純に何回見られたかという頻度だけでなく、会話の内容についても注目してもらうことで、より正確に評価できるようにすることを意図しています。また、各項目にある特徴はさまざまな認知機能を反映しています。

たとえば、「1-1. 会話中に同じことを繰り返し質問してくる」という特徴は記憶障害があることにより起こりやすくなりますし、「1-2. 話している相手に対する理解が曖昧である」という特徴は、人の顔の認識が障害されることにより起こります。

このように、会話の中で観察される項目の特徴だけに注目するの

ではなく、その特徴の背景にある認知機能はどのような状態なのかを意識しながら評価することが大切です。

③CANDyを使うことの利点

　CANDyはHDS-RやMMSEと同じように認知症のスクリーニング評価に用いるツールですが、既存の評価法にはない利点を備えています（表4-1）。

　第一に、日常会話の中で評価できるため、実施者、高齢者双方にとって抵抗感が少ないことがあります。認知症の評価に用いる心理検査の多くは正解、不正解による能力評価のため、心理的な苦痛を感じます。

　このような体験により検査者との関係性が悪化した場合、その後の治療や支援にも影響するため、検査者側も実施をためらうことがあります。CANDyは日常会話の中で評価するため、こうした問題が生じません。

　第二に、よく知った相手であればこれまでの印象で評価が可能です。CANDyは日常会話に現れる会話の特徴に関する項目で構成されているため、よく知った相手であれば普段の会話を思い出して評価することもできます。

表4-1　CANDyの利点

1. 検査者、被検査者双方にとって抵抗感が少ない。
2. よく知った相手であればこれまでの印象で評価できる。
3. 学習効果が生じない。
4. 交流の促進や生活情報の把握も期待される。
5. 視覚障害がある人でも評価できる。

私たちが開発過程で行った精神科・神経内科の医師と臨床心理士、介護士を対象に行った調査の結果では、その場で会話をして評価した場合、印象で評価した場合いずれにおいても認知機能の評価に有用であることがわかりました。とはいえ、できる限り直接の会話を通して評価してもらいたいと思っています。

　第三に、短期間で繰り返し評価ができる点が挙げられます。正解、不正解がある評価法の場合、定期的に実施することで課題を覚えてしまい、実際の能力よりも高い得点を取ってしまうことがよく起こります。

　こうした現象は学習効果と呼ばれており、能力を評価する検査では避けることが難しいのです。一方、CANDyは課題の出来、不出来を評価するものではないため、こうした問題が起こることはありません。

　第四に、評価のための会話により、交流の促進や生活情報の把握も期待できます。CANDyの評価をするために会話することによって、交流が自然と促進されます。

　会話の内容は自由で良いですから、日々どのように生活をしていて、どのようなことに困っているのかといった、生活情報の把握にも活用することができます。

　第五に、視覚障害がある人でも評価が可能な点があります。たとえば、HDS-RやMMSEは物を見せたり、図形を模写してもらったりする課題があるため、視覚障害がある人はこれらの課題を行うことができません。一方、CANDyは言語を中心にしたやり取りですので、視覚障害があっても評価が可能です。

④評価の際に意識すべきこと

　認知機能の低下とコミュニケーション能力の低下は必ずしも一致しません。

　図4-3を見てください。妻が揚げ物をしているところ（1コマ目）、友達のようこさんから電話がかかってきたので夫が取りました（2コマ目）。夫は揚げ物をしている妻の様子を見て、今は手が離せないと思い「かけ直しますね」と伝えている（3コマ目）場面です[5]。

　この場面について、フミコさん、カズコさん、サチコさんの3人について、回答を比較してみます。

　フミコさんはMMSEが24点、CANDyが15点とMMSEの得点の割にCANDyが悪い認知症の人です。フミコさんの回答を見てみましょう。

　「後でかけ直しますって（課題文を読んでいると思われます）。何でわかったのかな？（評価者：誰がですか？）お父さん。…天ぷらしてるし、助けたつもりになっています。（評価者：他にわかることはないですか？）…えーと、電話を後でかけ直しますね。」

　フミコさんは「天ぷらしてる」、「電話を後でかけ直しますね」などと、状況の一部分を捉えることはできています。ただ、全体のストーリーをつなげられず、電話をかけ直す理由を説明できていないことがわかります。

　一方、カズコさんはMMSE23点、CANDyが3点と、フミコさんとMMSEは同じくらいですが、CANDyの点数は良い人です。

　「天ぷらか揚げ物ですね。（女性を指して）この人が晩御飯作ってる。お父さんは新聞読んでる。電話が鳴ってるから、お父さんが取りましょうかーと取ったら、ようこさんだ。…ようこさんは、あ

図4-3　この絵はどんな状況だろうか?

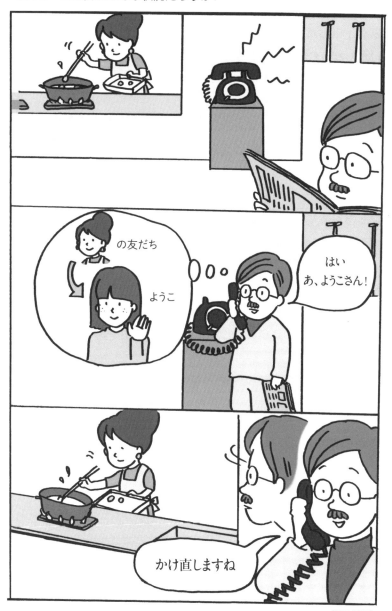

（新田, 2017)

あ、この人の友達だって。お母さんの友達だから、お父さんではわからないわね。（評価者：何がですか？）話がです。それに今、お母さんは手が離せないから、それだったらもう、後でかけ直す方がいいと思ったんだろうね。」

　フミコさんと異なり、カズコさんはストーリー全体を理解し、お父さんの視点にも立って筋道立てて話すことができています。

　この2人の例のように、MMSEが同じ程度であってもCANDyの得点が異なる場合、状況を把握する能力に違いがあることがわかります。

　したがって、MMSEとCANDyの各項目の特徴について比較検討することで、認知症の人のコミュニケーションのどこに問題があり、どのような配慮をすれば会話を促すことができるのか、ヒントが得られるかもしれません。

　また、サチコさんはMMSEが14点、CANDyも14点と、フミコさんとカズコさんに比べると認知機能の低下も目立つと思われる方です。

　「お父さんが電話して、いろいろ話をしようと思ったのに。じっくり話ができない、油の中で食物が焼けてしまいますねー。あれ？かけ直しますね？…ん？（評価者：どうしてかけ直すのでしょうね？）あー、お母さんが出られないから。」

　サチコさんは自発的な発話では状況把握に曖昧な点がありますが、「どうしてかけ直すのでしょうね？」という評価者の促しによって、「お母さんが出られないから」と具体的に説明することができました。

　認知症が進行した人であっても、私たちが話を上手く促すことができればコミュニケーションを取ることができます。どのように問

いかけたら認知症の人が話しやすくなるのか、考えながら評価することが大切です。

⑤会話を通して信頼関係を構築する

CANDyの評価とはいえ、せっかく会話をするのですから、日常生活の状況やどのような人生を送ってきたのかという生活史について認知症の人自身に語ってもらえると望ましいでしょう。

そうすることで、認知機能の評価に留まらず、その人自身のことを深く理解することができます。アセスメントという視点を踏まえると、単に認知機能の評価として用いるのはもったいない使い方です。

特に、第3章で述べたように、アルツハイマー型認知症の人は最近のことは覚えていなくても、昔のことはよく覚えている場合も少なくありません。本人が話しやすい内容について語ってもらうことは、情動の安定にもつながることが期待できます。

会話をするためには、信頼関係を築くことが大切です。信頼と一言でいっても、「馴染みの人だから信頼できる」といった個人的な関係に対する信頼や、「看護師さんだから信頼できる」といった職業に対する信頼など、さまざまな側面があります。

対人関係に関する心理学の研究では、「自分と似たところがある」という"類似性"や、「よく顔を合わせる職員さん」という"親近性"、「職員さんのことについて教えてくれたから、自分のことも教えてあげよう」という"返報性"の3つの要素が他者に対する魅力や好ましい印象の形成につながる要因であるとされています。

私たちも初対面の人にあった時は話の取っ掛かりとして共通点が

ないか探すことがありますし（類似性）、繰り返し会うことでより親密になっていきます（親近性）。

　また、自分のことについて話をすることを自己開示と言いますが、自己開示をすることで相手には返報性の心理が働きます。返報性とは「お返し」のことです。これは、第3章で取り上げた心理的負債感が関係しています。

　私たちは、相手から何かをしてもらったら自分もし返さなくてはという気持ちが湧いてきます。つまり、相手がどういう人なのか知るためには、まず自分がどんな人間なのか自分について話をすることが大切なのです。

　認知症の人と会話をするときも、最初はどんな話をしていいか戸惑うかもしれません。ただ、それは相手も一緒でしょう。繰り返し話しかけることで馴染みの関係を作ること、出身地や得意だったことなどから自分との共通点を探してみると、話が広がっていくと思います。

　自己開示をどこまでするかは悩ましいところもあると思います。いきなりなんでもさらけ出すのは逆に不信感にもつながりますし、自分が開示したくないことまで話す必要はありません。とはいえ、自己開示を意識してみることは、認知症の人との信頼関係を築くのに役立ちます。

3 » 会話からその人の特徴を把握する

　以下は認知機能検査を受けた後のササキさんと看護師とのやり取りです。

看護師　　さっきは、難しい問題いっぱい解いてきたんですか？

ササキさん　覚えてられないです。今訊いてくれたら3つくらいは言えるのになってね。

看護師　　そうですよね。突然検査されたら緊張しちゃいますよね。

ササキさん　すみません。私バカになっちゃったからもうダメなんです。

　「今訊いてくれたら」という言葉からは、緊張して検査があまり上手くいかなかったのかもしれませんし、もしかしたらできなかった自分を取り繕いたい気持ちがあるのかもしれません。

　「私バカになっちゃったからもうダメなんです」という言葉には、プライドの傷つきやこれから自分がどうなっていくのかという不安も垣間見えます。

　会話の中には、その人の心の内が現れます。それは意識的なこともあれば、無意識的なこともあるでしょう。しかし、心の中がどうなっているのかは誰にもわかりません。だからこそ、私たちは認知症の人の話に耳を傾け、何を考え、感じ、望んでいるのかを聴いていく必要があるのです。

　以降では、CANDyの各項目について、会話例と評価のポイント、ケアのヒントなどについて解説していきます。

　CANDyをより活用するためには、認知症の評価のためだけに用いるのではなく、各項目がどのような認知機能を反映しているのかを考えることが大切です。また、その人の生きてきた歴史そのものを理解するつもりで会話することを意識してもらいたいと思います。

　一見周囲の人が戸惑う認知症の人の行動は、多くの場合、その人のそれまでの人生経験が影響を及ぼしています。自分が専門職とし

てかかわる認知症の人がどのような人で、どのような人生を歩んできたのかを理解することは、その人とのかかわり方やケアの方針を立てるための役立つ情報を与えてくれるでしょう。

認知症の人をより理解するためには、①身体状況、②家族歴、③趣味や関心、④性格、⑤本人の価値観、⑥一日の過ごし方、などについて訊ねてみると良いかもしれません。CANDyを評価するための会話は基本的には自由で構いませんが、ある程度自分なりの会話パターンがあった方が実施しやすいと言う人もいます。

これらの情報はCANDyの評価の中で把握することもできますが、正確な情報を得るためには、一部については家族など介護者からの情報も必要になります。

注意が必要なのは、介護者だけに訊ねるのではなく、認知症の人自身はどのように認識しているのか、本人の話と介護者などからの話の双方をすり合わせていく作業が大切だということです。認知症の人自身の視点に立つことが認知症ケアには不可欠です。

4 » CANDy質問項目別の会話例

1-1 ● 会話中に同じことを繰り返し質問してくる

▶午前中

看護師　　　サカモトさん、どうかされましたか?

サカモトさん	お腹空いたんですけど、ご飯はまだですか?
看護師	お腹が空いたんですね。今準備していますよ。
サカモトさん	そうですか、ありがとうございます。

…10分後

サカモトさん	お腹が空きました。ご飯はまだですか?
看護師	もうすぐできますから、もう少しだけお待ちいただけますか?
サカモトさん	わかりました。

…5分後

看護師	どうされましたか?
サカモトさん	お腹が空いたんですけど、ご飯まだですか?

　この項目では、物忘れの有無や程度を評価しています。同じことを繰り返し質問してくる、というのは病院や高齢者施設ではよく見られる光景です。

　同じことを繰り返し質問してくる背景には、記憶障害だけでなく、わからないことによる不安感や、教えてもらえることによる安心感があります。認知の硬さがあるために、ご飯のことから考えを切り替えられないということもあるでしょう。

　同じことを繰り返し訊ねてこられた時には、最初は丁寧に応答していても、繰り返されるうちに次第にあしらうように応じたり、感

情的に応答したりしてしまうことがあります。このようなコミュニケーションになるのは、私たち側に「毎回違う対応をしなくてはいけない」という思い込みがあることも原因です。

　記憶障害がある程度進行した認知症の人の場合、繰り返し訊ねていることは覚えていませんから、毎回が初めての体験になります。したがって、まずは同じ質問に対しては同じ対応を繰り返すことで、その都度安心してもらうことができます。

　記憶障害が軽度の人で同じことを繰り返し訊ねてくる場合は、本人がいつでも確認できるメモ書きを渡すなどすれば、自分で確認することができ安心につながることもあります。

　ご飯のことについての場合は実際に空腹のこともあるでしょうから、提供できるようならおやつや甘い飲み物などを提供しても良いかもしれません。

　一方、なかなか収まらない時は、こちらからその人の好む作業などを提供することで、本人が気にしていることから考えを切り替える手助けをすることもできます。

1-2 ● 話している相手に対する理解が曖昧である

▶入院して5日、担当看護師とのやり取り

看護師　　　スズキさん、こんにちは。

スズキさん　どちら様ですか？

看護師　　　看護師のフジワラです。

| スズキさん | こんにちは。初めての看護師さんですね。 |

〈しばらくすると、長女が面会に来た〉

子	お父さん、元気？
スズキさん	なんだか娘に似ているねぇ。
看護師	あら、こちらは長女のアケミさんですよ。
スズキさん	ああ、アケミかい。

　この項目では、人物に対する認識がきちんとできているかを評価しています。会話例の場合は、担当看護師のことを覚えておらず、娘に対する理解も曖昧になっていると考えられます。

　目の前にいる人が誰かを認識するためには、その人の顔や名前についての視覚的、聴覚的な記憶が大事になります。特に、アルツハイマー型認知症の人は新しいことを覚えることが苦手ですから、最近会った人のことを覚えていないことはよくあります。

　相手をきちんと認識するには、その人とやり取りをしているときに生じる感情が判断の手がかりとなります。相手に対する記憶と、生じる感情が一致しない場合には、「似ているけど別人だ」といった誤認につながることもあります。人物誤認はレビー小体型認知症の人にしばしば見られます。

　失認という症状があります。たとえば、物を見ても何だかわからず戸惑う様子が見られます。これは顔の認識についても起こることがあり、その場合は相貌失認と呼ばれます。

　視覚に失認がある場合は、見てもわかりませんが、声を聞くなど視覚以外の感覚を使うことで理解ができます。

人物の認識が曖昧な場合、本人からしたら知らない人が話しかけてくるわけですから、警戒心を抱きます。安心してもらうためには、毎回自己紹介をするなど自分が誰かを伝える、笑顔で接する、急に距離を近づけない、といった配慮が必要でしょう。

　また、認知症が進行するにつれて、よく知ったはずの子どもや孫の顔の認識もできなくなっていきます。親が自分の顔を認識できないのは、子どもにとっては衝撃の大きな体験です。介護者である家族の心情を傾聴することも必要かもしれません。

1-3 ● どのような話をしても関心を示さない

▶デイルームでの会話

看護師	ヤマダさん、このニュース、今話題になっていますね。
ヤマダさん	ああ、そうですか。
看護師	ヤマダさんはどう思いますか？
ヤマダさん	わからないね。

〈…話題を変えて〉

看護師	ヤマダさんは若いころどんなお仕事されていたんですか？
ヤマダさん	そうね。
看護師	ヤマダさんのことをもっと色々と教えてもらいたいで

す。

ヤマダさん 　…。

　この項目では、物事に対する興味・関心の程度を評価しています。

　何を訊ねても、「そうね」、「わからない」などの短い返事で終わってしまい、また、時には無言で応答することもあります。

　ただ、このような反応をすることがすぐさま関心のなさを示しているわけではないので注意が必要です。

　たとえば、答えたい気持ちはあるのに訊ねられている内容が理解できなかったり、他のことに注意が向いていて話が耳に入っていなかったりする場合もあります。

　アルツハイマー型認知症の人の場合、最近の出来事については覚えられていないことが多いですが、昔の話などは覚えていることも少なくありません。

　最近のことは覚えていないために関心を示さない場合もありますので、本人が答えやすい話題を振ってみる必要があるでしょう。また、話の内容を理解できるよう、一度に話すことを一つにする、話を短く区切るといった工夫もできます。

　また、興味や関心が低下している場合、情緒的な刺激に対する反応性が乏しくなります。そのため、本人の情緒的な側面を刺激するためには、些細なことでも「すごいですね!!」、「ありがとうございます!!」と、多少大げさなくらいに感情表現を示すことも必要かもしれません。

　会話例では最初に最近のニュースについて訊ねるものの関心のない様子が見られていますが、昔の話を訊ねてみたりしても情緒的な反応もなく返事が短いままで終わってしまっていることから、興

味・関心の低下がうかがわれます。

　情緒を刺激するかかわりと共に、本人が興味や関心を少しでも感じられることを探っていくことが求められます。

2-1 ● 会話の内容に広がりがない

看護師　　エンドウさんは兄妹がたくさんいたそうですね。

エンドウさん　私は7人兄妹の末っ子でね。歳が離れているからかわいがってもらった。

看護師　　そうなんですね。私は兄妹がいないのでうらやましいです。

エンドウさん　そうなの？　私は7人兄妹の末っ子でね。かわいがってもらったよ。

看護師　　すごいですね。7人兄妹で歳はどれくらい離れていたんですか？

エンドウさん　え？　どれくらい…。

〈沈黙…〉

看護師　　今日はこれからリハビリですか？

エンドウさん　そうです。

看護師　　リハビリは辛くはないですか？

エンドウさん　辛くはないです。先生にお任せです。

この項目では、思考の生産性や柔軟性について評価しています。「認知の硬さ」の話でも取り上げましたが、思考に柔軟性がなくなると、別のことを訊かれても同じことを繰り返し答えたりすることがあります。

また、思考の生産性が低下すると、会話の内容を広げていくことが難しくなります。本人から質問を思い浮かべることが難しく、話題が終わると沈黙してしまうこともあります。

「どのような話をしても関心を示さない」の項目と似たような反応を示すことがありますが、「会話の内容に広がりがない」では、本人の応答はよく、話そうとはするけれども新しい話題が出てこず会話が展開していかない、という点で異なります。

「もう少し詳しく教えてください」などと開かれた質問をして、本人の自発的な会話がどれくらい出てくるか確かめてみることも評価に役立ちます。

会話の内容に広がりがない場合、コミュニケーションを促進するためにはこちらから話題を提供し、本人が答えやすいように質問の仕方などを工夫する必要があります。

入院時や入所時などに本人の生活歴をあらかじめ丁寧に聴き取っておくことで、会話の取っ掛かりとなる話題を得られるかもしれません。

会話のやり取りは必ずしも整合性が取れている必要性はありません。私たちの普段の会話も、互いの思い違いからちぐはぐなやり取りになっていることがあります。

訊ねたことに対して同じような答えばかりが続いたとしても、本人が会話を楽しむことができているのであれば、それは本人の気持ちの安定につながります。

2-2 ● 質問をしても答えられず、ごまかしたり、はぐらかしたりする

看護師　ムカイさん、食欲はありますか？

ムカイさん　ないです。もうすぐ、あそこ行かないといけないから。

看護師　そうですか。どこに行くんですか？

ムカイさん　どこっていうこともないけど、行かないといけないでしょ？　みんな行けって言うし。

看護師　誰が行けって言うんですか？

ムカイさん　誰ということはないけど、みんな言います。

看護師　そうですか。ところで、今日のお昼はシチューだそうですよ。

ムカイさん　そうか、楽しみだね。お腹空いてきたよ。

看護師　食欲はありますか？

ムカイさん　そりゃありますよ。

　この項目では、取り繕い反応を評価しています。取り繕いとは、事実とは異なることでも相手に話を合わせたり、適当に相槌を打ったり、答えをはぐらかしたり、ごまかしたりするような反応のことをいいます。

　取り繕いは、認知症の人が自分自身のプライドを守るために用いる手段の一つです。認知症の人は、話の内容が理解できない、相手の質問に上手く答えられない、といった苦悩を抱えています。

　一方で、相手を不快にしたくない、答えられなくて自分がおかしいと思われたくない、という気持ちも抱えています。このような心

理が無意識的に働くことで、取り繕いが起こると考えられます。

　取り繕いに対しては、それが間違いだと指摘してしまうと本人の
プライドが傷つきますから、基本的には本人の世界に話を合わせる
ことが大切です。どうしても必要な情報については、介護者や本人
をよく知る周囲の人に確認をすると良いでしょう。

　取り繕いは、一見答えに悩む様子もなく自然に応じてくるので、
本人の話を聴いているだけだと話している内容が本当かどうかわか
らないことも少なくありません。評価のためには家族など、本人の
ケアにかかわる人からの情報収集が必要な場合もあります。

　本人と何度も会話できる環境であれば評価しやすい項目ですが、
外来などで一度会っただけで評価するためには尋ね方に工夫が必要
になってきます。

　同じような質問について、しばらくしてから再度訊ねてみたり、
言い方を変えてみたりして、反応に矛盾があるかどうかを確認する
と良いでしょう。

2-3 ● 話が続かない

▶病室（居室）を訪れて

看護師	ハヤシさん、おはようございます。
ハヤシさん	おはよう。
看護師	今日はとても良いお天気ですよ。
ハヤシさん	そうですか。

〈沈黙…〉

　この項目では、注意の持続力について評価しています。会話を続けるためには、相手の話に注意を向け続けることが必要です。相手の話が長くなるとだんだんと疲れてきて内容が頭に残っていないことがあると思います。

　注意の持続力が低下すると、短い会話であってもすぐに疲れてしまうため、訊ねられたことに対して短く答えるだけで終わってしまう様子が見られるようになります。

　また、話している最中に何を話したら良いかわからなくなり、会話が途中で終わってしまうこともあります。

　話が続かない場合、話をしたくないのだろうと思ってしまいがちですが、注意の持続力が原因の場合は必ずしも話がしたくないわけではありません。

　そのため、一回の会話時間を短くする代わりに声をかける頻度を増やすなど、本人の負担が少なくなる方法がないか探ってみるのも有効です。

　話が続かない人の場合、開かれた質問では会話を続けることが難しいことがあるかもしれません。閉ざされた質問を中心に会話を組み立てていくと、本人も会話を楽しめるかもしれません。

　また、本人の話に相槌や「面白いですね!」と私たちの感情を素直に表現することで、話がしたいという気持ちを促すことができるかもしれません。

看護師	キムラさん、体の調子は良いですか?
キムラさん	はい、ありがとうございます。
看護師	食欲はありますか?
キムラさん	はい、もういいですか?
看護師	もう少しだけお話ししたいのですけど。
キムラさん	結構です。

〈黙ってしまいそっぽを向いてしまう〉

　この項目では会話に対する意欲を評価しています。こちらから話しかけてもそっけなかったり、反応が乏しかったり、そわそわしたりと、会話をしたくなさそうな態度が見られることがあります。

　評価にあたっては、会話の途中で他のことに注意がそれてしまったり、こちらが話し終わらないうちに「はい、はい」と機械的な返事をしたりすることがないか観察すると良いでしょう。

　また、時には「もういいですか?」と、直接的に話を終わらせたいという態度を示すこともあります。これらの様子に気を配りましょう。

　ところで、認知症の人が話を早く終わらせたいと思うのはなぜなのでしょうか?その一つは、相手との関係を断ち切りたいと思っているということです。

　認知症の人は、記憶障害や見当識障害により話している相手が誰

だかわからない、言いたいことが上手く言えない、といった経験を
しています。このような状況では、相手からの話を一方的に聴くだ
けになりがちです。それではつまらないこともあるでしょう。

　会話に対する意欲を引き出すためには、相手の話をこちらが聴く
姿勢を持つことが大切になります。本人が話をしやすくなるよう、
自分が何者であるかを伝えたり、本人に伝わる言葉を探して問いか
けたりするなど、本人が興味を持てる話を引き出すことを心がける
ようにしましょう。

　特にアルツハイマー型認知症の人の場合、最近のことばかり訊か
れると答えられないためにストレスを感じ、話を早く終わらせたが
るようになります。昔の話など、本人が話しやすい話題を中心に取
り上げると良いかもしれません。

3-2 ● 会話の内容が漠然としていて具体性がない

▶アクティビティのお迎えで

看護師　　オガワさん、今日はどんなことをしたんですか。

オガワさん　どんなこと？　まあ、色々ですよ。

看護師　　色々というと？

オガワさん　なんか作ったり。

看護師　　見せてください。うわぁ、上手ですね。これは何のお
花ですか?

オガワさん　えっと、、、ほら、あの、、、夏に咲く、、、。

看護師	ヒマワリですか？
オガワさん	そうそう、ヒマワリ。
看護師	すごくきれいですね。
オガワさん	どうもありがとう。

　この項目では、具体的な会話ができるかどうか、会話の表現力を評価しています。抽象的な話で終わってしまっていないか、訊ねた時に理由をきちんと答えられるか、また、物や人の名前などが具体的に出てくるかどうかを確認することが評価に役立ちます。

　評価の際には、最初に「どのように思いますか？」といった、開かれた質問から行い、それに対して自発的に応答できるかどうかを確認してみると良いでしょう。

　答えられない場合は、徐々に具体性を持たせた閉ざされた質問を中心に話をするようにして、具体的に話ができるようになるかを評価してみましょう。

　社会的認知が低下すると、話の文脈がわからず相手の意図を推測することができないために、答えが曖昧になってしまったり、答えられなかったりしてしまうこともあります。

　コミュニケーションとしては、漠然とした答えであっても本人なりに答えているのであればあまり気にしすぎず合わせる姿勢が大切です。

　さらに、認知症の人によくみられる特徴として「喚語困難」があります。これは心理学ではTOT現象（Tip of Tongue; のどまで出かかる現象）としても知られています。

　言いたいことがあり、のどまで出かかってはいるのだけれども出てこない、というのが典型的な訴えです。この場合、こちらから本

人が言いたい人や物の名前を言うと「そうそう!」と納得するのが特徴です。

なお、喚語困難自体は加齢でも見られますが、認知症になるとそれがより顕著になります。

3-3 ● 平易な言葉に言い換えて話さないと 伝わらないことがある

▶最近不眠気味の方との会話

看護師	イトウさん、おはようございます。
イトウさん	おはよう。
看護師	睡眠はとれていますか?
イトウさん	え?
看護師	昨日はよく眠れましたか?
イトウさん	ああ、はい、眠れましたよ。
看護師	それならよかったです。

この項目では、言葉の意味理解について評価をしています。認知症の初期の頃は言葉が出にくくなる喚語困難が目立ちますが、進行につれて言語の理解が難しくなってくることがあります。

コミュニケーションをとるには、理解と表出の2つの機能が働かないといけません。相手の話を理解できていなければ適切な応答ができませんし、理解はできていてもそれが上手く言葉として表出できなければ、相手に伝えることができません。

また、相手の話を理解するためには、第2章で述べた相手の意図を推測するといった社会的認知の機能も必要になります。

　ケアに携わる私たちの多くは、高齢者の方々が若い頃に過ごしてきた時代を経験していません。言葉や文化は時代によって移り変わっていきます。

　今、私たちが当たり前に使っている言葉は高齢者の方にとっては馴染みのない言葉かもしれませんし、その逆の場合もあります。

　たとえば、「トイレ」という言葉も、「厠」、「便所」、「はばかり」などさまざまな言い方があります。認知症の人が昔使っていた言葉や表現だと通じることもあるのです。

　そう考えると、私たちは専門職としての知識だけでなく、その人の生きてきた時代背景そのものについても理解を深める必要があるでしょう。

　小さい頃に何が流行していたのか、どのような生活用品を使っていたのか、何を食べていたのかなど、当時のことを事前に調べておくことが大事です。

　また、注意点としては、訊ねたことが伝わらないのが耳の聞こえの問題による可能性もあります。再度同じ言葉をかけて通じるかどうか、確認してみる必要があります。

4-1 ● 話がまわりくどい

看護師　モリさん、このシャツいいですね。どこで買ったのですか?

モリさん　これはね、まず布から気を遣っていてね。手触りとか、丈夫さとか、良い布を選ばないといけないんです。安い布じゃやっぱりだめでね。色もきれいでしょ？

看護師　ほんと、とてもきれいな色をしていますね。手触りもいいし。布はどこで買ったのですか？

モリさん　これはね、オーダーメイドで仕立ててもらったんです。でもオーダーすると自分に合わせて作ってくれるけど、値段も高いし時間がかかるじゃない？　でもやっぱり良いものの方が長持ちするでしょ。

看護師　オーダーで頼むなんてすごいですね。私はしたことないです。布はどこのお店で買われるんですか？

モリさん　娘が服飾の仕事してるしこっちにいた時はよく一緒に買いに行ったけど、今はなかなか連れて行ってくれないのよ。

看護師　お孫さんは本職なんですね。ちなみに、この布はどこで買われました？

モリさん　京都に行きつけの店があって。百貨店の近くにある店よ。

　この項目では、論理的に話をする力について評価しています。話がまわりくどくなる場合、質問に対する直接的な回答よりも、関連する情報が多くなります。

　話しているうちに、その内容についてもっと細かく説明しようとして、結果的に回答から内容が離れていきがちです。とはいえ、質問に関連した内容について話をしている点はある程度一貫しており、最終的には回答につながるのも話がまわりくどい人の特徴です。

　内容を整理して話をするためには訊ねられたことに対して、何を、

どのように話したら伝わるか頭の中で情報を統合したり、必要のない情報を抑制したりすることが必要です。

　話がまわりくどい人は、こうした情報の処理が上手くできず、話す内容を整理できずに前置きが長くなったり、思い浮かんだことを抑制できずに何でも口に出してしまい余計な話が付け足されたりするようになります。

　延々と話し続けるので、限られた時間内で問診や面接をしなくてはならない場合は時間が足りなくなったり、話の内容を理解することが大変だったりする場合も少なくありません。

　このような場合への対応として、できるだけ「はい」、「いいえ」で答えられるような閉ざされた質問を中心に問診を構成する、適宜「ちょっと待ってください、今の話はこういうことであっていますか?」と相手の話を要約する、といった工夫ができます。

4-2 ● 最近の時事ニュースの話題を理解していない

看護師　　　　ナカムラさんはテレビをよく観ますか?

ナカムラさん　テレビは観ますよ。好きですし。

看護師　　　　ニュースは観ますか?

ナカムラさん　ニュースも観ます。起きてきたらすぐテレビつけて。

看護師　　　　最近気になったニュースとか、気になったことありますか?

ナカムラさん　最近何かあったかな。

看護師	観てて、へぇ～って思ったこととか。
ナカムラさん	へぇ～って、別にないけどね。もう全然わからない。物騒なニュースは嫌いだけどね。明るいニュースがいいです。
看護師	物騒なニュースは嫌ですよね。
ナカムラさん	ほんとに。

　この項目では、社会的な出来事に関する記憶や関心について評価しています。評価の際には、ここ最近で報道された政治やスポーツ、事件などのニュースについて訊ねてみてください。

　在宅の方の場合は、普段の自宅での過ごし方やテレビ視聴、新聞購読などの生活状況を訊ねてみると導入しやすい話題です。施設でも、映っているテレビの内容などについて訊ねることで理解の程度を確認することができます。

　アルツハイマー型認知症で障害されやすいのは、最近の出来事の記憶であるエピソード記憶です。エピソード記憶はさらに、自分の生活史に関する記憶である自伝的記憶と、社会でどのような出来事があったかについての記憶である社会的出来事の記憶に分かれます。

　私たちの日常は情報であふれています。こうした情報を基に私たちは毎日どう過ごしたら良いかを判断しています。感染症が流行っていたら人が多い場所を避けようと思うでしょうし、事件があったと聞いたらその近所にはいかないようにしようと思うでしょう。

　社会的出来事の記憶がない、もしくは関心が薄れている場合は、もしかしたら本人の生活範囲が縮小しているのかもしれません。施設で暮らしていれば、人が多い場所や事件のあった場所に行くことはありません。

　自分に関係ないことには、人は興味が向かないものです。逆に言

えば、本人が経験したことなど、自身に関連することであれば興味を示す場合もあります。ニュースの話だけでなく、本人自身の体験と絡めて会話できると良いでしょう。

　生活範囲が縮小すること自体は悪いことではありません。生活範囲が小さくなっていても、その中で本人が楽しく生活できているのであれば気にする必要はありません。

4-3 ● 今の時間（時刻）や日付、季節などがわかっていない

▶検査後など

看護師	サイトウさん、こんにちは。
サイトウさん	こんにちは。
看護師	今検査受けてこられたんですね。
サイトウさん	そうなんです。疲れました。
看護師	何時頃から検査を受けていたんですか？
サイトウさん	さあ…どれくらいかな？わからないわ。
看護師	検査は待つのも時間かかりますし疲れますよね。
サイトウさん	そうなのよ。もうぐったり。

　この項目では、時間の流れを理解できているかどうか、すなわち見当識を評価しています。

　認知症のスクリーニング検査で見当識を訊ねる時には、「今は何月ですか？」、「今は何年ですか？」といった直接的な訊き方をして

答えられるかを評価します。これらの質問は、尋ねられる側にとっては不快感を抱きやすい質問です。

夜なのに「もう朝だ」と言ったり、夏なのに「冬」と話したりすると、ついつい訂正してしまいがちですが、訂正されることで、認知症の人は傷ついたり、混乱したりします。日常会話の中で評価をする場合は、「今は何時ですか?」と直接に訊ねることは避けなくてはいけません。

訊ね方としては、「今日は何時頃に家を出ましたか?」、「今日は何時ころに起きましたか?」と日常生活と絡めると自然な形で訊ねることができます。

また、たとえば、問診票に日付を記入してもらう時に、本人が自発的に書き始められるかどうか様子を見るといった、会話のやり取りの中に自然な形で作業を取り入れて評価することもできます。

ただ、少しでも書けない様子が見られたら、すぐに「今日は〇年の△月×日です」と、こちらから正しい日付を伝え、本人が考えなくて済むようにすることが大切です。

見当識の評価は、日常生活の様子を観察している中で評価できる場合も少なくありません。病棟や施設などで評価する場合は無理に訊ねようとしなくても、継続的なかかわりの中で自然と評価できることも少なくありません。

5-1 ● 先の予定がわからない

▶デイケアなどで

看護師　ミウラさん、今日もありがとうございました。次回はデイケアお休みですね。どちらか出かけるんですか？

ミウラさん　あ、そうですか？　お休みなんですね。どこか行くのかな？もう息子に全部任せてるから。

看護師　そうなんですね。息子さんが決めてくれるんですね。

ミウラさん　そうそうそう。息子が全部やってくれるのよ。

看護師　今度は来週の火曜日です。お待ちしてますね。

ミウラさん　そう、火曜日ね。ありがとう。

看護師　手帳に書いておきますね。息子さんにも伝えておきます。

ミウラさん　ああ、そうしてちょうだい。

　この項目では、先の予定を把握できているかどうかを評価しています。

　どこかに出かける予定や、次回の通院日、施設での一日の予定を把握できているかなどを訊ねてみてください。その際に、予定がわからず戸惑ったり、「今日が○日だから次は…」とある基準から予定を把握しようとして考え込んだり、「子どもに任せているからわかりません」などと、答えたりする場合に評価します。

　展望記憶は、予定の内容を覚えておく内容想起と、適切なタイミ

ングで何かしなくてはいけないこと（薬を飲むなど）を思い出す存在想起の2つの機能により構成されます。

　内容想起ができないと、適切な時間になっても「何をしなきゃいけなかったっけ？」となりますし、存在想起ができないと「あ、薬飲み忘れた!」と、どちらも目的となる行動ができません。

　私たちも、予定を忘れたりすることはあるかと思いますが、内容想起を補うために手帳に予定の内容を書きこんだり、存在想起を補うためにスマートフォンのアラーム機能を使うといった工夫をしていると思います。

　展望記憶に対するケアとしては、時間ベースと事象ベースの2側面を考慮するのが有効です。時間ベースは「9時になったら薬を飲んでください」のように「9時」という時間を軸にした声かけのことを、事象ベースは「夕食を食べたら薬を飲んでください」のように「夕食を食べたら」という出来事を軸にした声かけのことを言います。

　一般的には事象ベースの覚え方の方が記憶に残りやすいと言われています。些細な違いですが、普段の声かけでどのような伝え方をしているか、振り返ってみてはどうでしょうか。

5-2 ● 会話量に比べて情報量が少ない

看護師　　　コバヤシさんは農業をされていたんですね。どんなものを育てていらっしゃったんですか？
コバヤシさん　そうね、あれですね、野菜なら何でも作ってました

よ。

看護師　　大根とか、白菜とかですか？

コバヤシさん　うんうん、そういうのも作りましたよ。野菜なら何でも作ってましたし。

看護師　　野菜もちょっと形が悪かったりすると売り物にならないそうですね。コバヤシさんは他にはどんな野菜を作ってたんですか？

コバヤシさん　うんうん、売れるようにしないと怒られますからね。野菜はほんと、何でも作ってましたから。売る物から家で食べる物まで、だいたいありましたよ。とにかくたくさんありました。

看護師　　そんなにたくさん作るものがあると忙しそうですね。一番育てるのが大変な野菜ってどんなのですか？

コバヤシさん　何でも大変ですけど、あの野菜、あれが大変なんですよ。

　この項目では、語彙力や言葉の検索能力について評価しています。

　こちらから訊ねたことに対しての回答が漠然としている場合は、こちらの質問意図を理解できていない社会的認知の問題も考えられます。その場合は、訊ね方を具体的にすることで適切に答えられる場合も少なくありません。

　一方、会話に対して拒否的な様子はなく、本人から自主的に話はしてくれるのですが、結局内容としてあまりよくわからない場合があります。

　情報量が少ない理由として語彙力が低下しているために言葉が出てこないことがあります。すると、話の内容が特定のことに限られてきます。場合によっては、似たような回答の繰り返しになること

もあります。

　語彙力の不足により回答の中で「あれ」、「それ」といった指示語を多用し固有名詞が出てこないことが多くみられます。これは本人にとっては言いたいことが上手く言えない、もどかしい状況です。

　難しいことも多いのですが、できる限りこちらが本人の言いたいことを推測し、訊ねてみることが必要になります。

　会話量に比べて情報量が乏しい場合、本人は話そうとする意欲はありますので、基本的には本人の話を否定せず傾聴する姿勢が大切です。

　また、質問を変えてみて新たな情報が得られるか確認してみると良いかもしれません。

5-3 ● 話がどんどんそれて、違う話になってしまう

▶テレビを観ていて

看護師　　タムラさん、このニュース、最近話題ですね。

タムラさん　物騒な世の中になってますね。私は、風景とか？そういうテレビ番組あるでしょ、どこかわからないけど、自分では行けないじゃない。だからそういうのが好きなんですよ。

看護師　　そういう番組面白いですよね。旅行はお好きですか？

〈視線がそれて看護師の手を見て〉

タムラさん　あなた手きれいね〜。私の手なんて、もうシワシワ。働いてきた手だからゴツゴツ。

看護師　　　ありがとうございます。

タムラさん　でもあなたも忙しいものね。私はもう上げ膳据え膳でご馳走様ですから。

　この項目では、論理的な思考について評価しています。

　話がどんどんそれて違う話なってしまうのは、話がまわりくどくなる特徴と同じように、話の内容を整理したり、不要な話題を抑制したりすることが上手くできないことが理由として考えられます。その結果、話がどんどんと膨らんでいってしまい元の話題がわからなくなってしまうのです。

　話がまわりくどいという特徴と異なるのは、まわりくどい場合は最終的に質問への回答に行きつくのに対して、話がどんどんそれてしまう場合は、質問への回答と別の話に変わってしまう点にあります。

　話題が変わっていってしまうその他の理由として、話に注意を向け続けられなかったり、話をしている最中に何を訊かれたか、何を話していたかを忘れてしまったりしている、ということも関係しているかもしれません。

　話をしていても、ちょっとしたことで注意がそれてしまい内容が変わってしまうこともあります。何を話していたか忘れてしまうことで話の内容が変わっていってしまいます。

　注意の問題であれば、静かな環境で話をする、目につくような物などを置かずシンプルにするなど、聴覚的、視覚的な環境調整をすることができます。もしかしたら、私たち自身の見た目や服装など

も注意がそれる原因になっていることもありますので、振り返って
みると良いでしょう。

　日常会話であればあまり気にする必要はないかと思いますが、問
診や面接などの場面で話がそれていってしまう場合もあります。そ
の時には、話が一区切りしたタイミングで改めて訊きたいことにつ
いて質問し直し、軌道修正するといった工夫が必要です。

第 5 章

医療の現場での
CANDyの活用

この章ではCANDyが医療の現場でどのように使用されているのか、また、どのような活用法ができるのかについて、施設で活用いただいている職員の方の報告や、最新の研究状況を通して紹介したいと思います。

　なお、本書は看護師向けのテキストですが、現時点では病棟や訪問看護などの医療分野におけるCANDyの活用事例や有効性について検証したデータがないため、この章で紹介する活用例は特別養護老人ホームや介護老人保健施設での事例に基づいています。

① 介護老人保健施設での活用

　施設の管理職でもあるYさん（言語聴覚士）にご自身の体験を報告してもらいました。

1 » 身体機能測定はやりやすい

　施設の職員は、利用者さんが受ける簡易的な知能検査の結果を「認知症か否かの基準」として情報共有していました。ただ、知能検査を受けるにあたって、さまざまな問題が生じることを目の当たりにしてきました。

　施設への入所は要介護認定者に限られますが、通所は要介護者に限らず、要支援者でも利用が可能です。入所・通所のサービスともに身体機能低下・認知機能低下のいずれか、もしくは両方ともが認められる方々が利用されています。

そのため、施設利用を開始するにあたっては、身体・認知の両機能を測定しなければいけません。

　まず、私の経験上、身体機能測定に関しては認知症や精神疾患などで身体接触に強い抵抗を示す場合を除いて、拒否や嫌悪感を示す利用者さんはさほど多くありません。

　身体機能測定は主に理学療法士が実施するため、私は測定時の様子観察や測定後の言動を基に利用者の状態を概観しています。理学療法士に身体機能測定時の利用者の受け入れについて意見を求めたところ、私の感覚と大きな差異は感じませんでした。

　もちろん、痛みなどから測定時に不快感を表す例は少なくありませんが、それは『測定される』こと自体に対する不快ではなく、あくまで身体が発する痛みや動きの悪さなどに対する不快であることがほとんどです。

　身体機能測定の中には屈曲や伸展など可動域測定の他に、握力や片足立ち、歩幅、歩行速度といった運動能力測定もあり、これらに関しては測定を渋る場合があります。

　しかし、これも測定されたくないのではなく、運動能力低下を他者に見られたくないという類の訴えであることがほとんどで、人目に付きにくい環境設定の上であればスムーズに測定できることも少なくありません。

　特に男性は握力などの測定に積極的な場合も多く、結果が思わしくなくとも、「以前は○kgくらいあった。」などと、力が強かったことや運動能力が高かったことを語るきっかけにしているのではないか、と感じることもあります。

　身体機能測定を行うことで、思ったより結果が良かった、または悪かったと一喜一憂する利用者の姿をよく見かけます。本人の身体

状況を把握することで、今後行うべき身体的なリハビリが明確になり、「トイレまで歩けるようになりたい」であったり、「バランス感覚を改善したい」であったりと、目標を立てやすくなります。

　当然、あまり表に出さずとも自身の身体機能の状態に気落ちしている利用者も多いでしょう。ただ、その気落ちは『測定の結果』がもたらすものであって、「なぜ私がそのような測定を受けなければいけないのか」という測定そのものに対する不満であることは少ないように感じています。

　おそらく、身体機能は自分自身で把握しやすいため、自分なりの予測結果と実際の測定結果が乖離しにくいのでしょう。つまり、身体機能測定は結果を受容する準備がしやすいと言えます。

　さらに、身体機能は測定方法が比較的明確なので、推奨される測定方法に忠実に測定を行うことで正しい情報を得やすいこともメリットだと思います。

2 » 認知機能を評価することの問題点

　一方、認知機能測定は身体機能測定を受ける時の利用者の反応とは一線を画す傾向にあります。

　施設では簡易的な知能検査を用いて認知機能を評価することが多く、私の所属先でも以前は改訂長谷川式簡易知能評価スケール（以下、HDS-R）、現在はミニメンタルステート検査（以下、MMSE）を採用しています。

　要支援・要介護を決定するための認定調査時に認知機能に関する質問を経験済みではあるものの、それは施設利用に必要な、いわば通過儀礼のようなものとして認識されている場合も少なくないと思

います。

　しかし、いざ施設利用を始めると簡易的とはいえ『知能検査』が行われます。この簡易的な知能検査は、文字通り短時間で簡単に知能の状態を評価できるものですが、質問内容は「ここは何県ですか」、「私の言う言葉を真似して言ってください」といった健常とされる人にとっては簡単に感じる内容も多く含まれています。そのため、検査を受ける利用者さんの中には幼稚な質問をされたと憤りを感じる方もいます。

　記憶障害など何かしらの認知機能低下を自覚されている方であれば「ああ、これは記憶の検査か」などと必要性を理解して若干受け入れられやすい傾向にあります。

　一方、認知機能低下が表面的には見受けられない方や、認知機能低下があるにもかかわらず自覚されていない方にとっては屈辱的なものとして、嫌悪感をあらわにすることもあります。

　認知機能低下を自覚している方が知能検査の結果によって抱く感情は、身体機能測定に関して述べた際の『測定の結果がもたらす感情』に近いものです。自分は検査を受ける必要性がないと思っている認知機能低下がない人や、低下が顕在化していない人、低下の自覚のない人にとっては、測定されること自体が不快なのです。

　もちろん、嫌悪感を表に出すか否かは、性格的な影響もあります。これまでの経験では、嫌悪感を顕著に示す利用者さんはどちらかというと少数派です。この場合は職員にとって「評価を行うことで不快感を与えた」という事実が理解しやすいので、その後にフォローすることもできます。

　むしろ問題は嫌悪感をあらわにしない利用者さんであると感じています。測定されること自体への不快感を示さないことで、職員は

知能の評価の実施によって自尊心を傷つけたかもしれない、ということに気づけないからです。その場合は何のフォローもなされずに過ぎていくことがほとんどだと思います。

　ただ、そのような利用者さんの語りに耳を傾けると、知能検査の前後に「ついに脳がおかしいかどうかの検査をさせられるようになってしまった」という落胆や、「どうでしたか、馬鹿になっていたでしょ？」といった自虐的な発言は非常に多く、評価された側の笑顔の裏に悲哀を感じ取らずにはいられません。

　そのような発言に対してどのように対応するのかを見渡すと、職員によって「皆さんがしている検査なので仕方ないですよね」、「そんなこと言わないでくださいよ」というような一般的なものから、「できていると思いますよ」、「できなくても大丈夫です」という一見、安心感を誘うようなものまでさまざまあります。

　この対応が適切なのかどうかはわかりません。ただ、私の個人的な印象では、利用者さんにとって、ある種の諦めやさらなる不安、見下されたような気持ちにつながることもあるように感じています。職員としてはそう言わざるを得ない、というのもまた事実ですが、要は言い方の問題でもあります。

　誰もが行うから仕方ないと聞けば納得する反面、認知機能の評価を受ける年齢層になったということで老いを実感し、そんなこと言わないでほしいと言われると、「まぁそれもそうか」と諦めざるを得ません。

　私が携わる施設では評価の結果が満点か、それに近い結果の場合を除き、本人の強い要望がない限り評価の得点をその場で伝えることは原則として行っていません。利用者さんは自分の能力がどんな状態なのかよく分からないままになることも多いのです。

その方針を取ることについての良し悪しは一概に決められません。ただ、そんな中において、できていると思う、できなくてもいいなどと言われると、場合によっては猜疑心や不安をもたらす可能性は否めません。

　職員側としても、明らかにできていないのにできていると言うのも判然としないし、利用者側としては、できなくてもいいと言われると、できていないと事実を突きつけられることにもなります。また、「できなくても大丈夫」と言われてもそうは思えず、釈然としないことでしょう。

3 » 評価者の資質

　私が特に気になるのは「はい、よくできました」と子ども扱いするような言い方や、「わからないならもういいですよ」とどこか突き放すような言い方をする職員の存在です。

　このような職員は日々の言動の配慮に欠けるタイプで、そのような表現を自分がされたらどう思うかという思慮が足りていません。彼（彼女）らにとっては「できていたからそう言っただけ」、「マニュアルに則って制限時間が来たから切り上げただけ」で悪意はありません。

　それがまた厄介なところで、言い方の注意を促しても長続きしなかったり、注意した表現はしなくなっても新たに棘のある言い方をしたりします。

　思慮深さに関しては一朝一夕に身につくものではありませんから、職員は経験を積みながら学ぶしかないのかもしれませんが、その経験の過程で傷つけられる利用者さんがいることを忘れてはならない

と思っています。

　いずれにしても、評価される側の自尊心の維持にあたって、評価を実施する側は自らの発する言葉遣いに敏感でなければならず、ちょっとした言い回し、声のトーンや表情を含め、細心の注意を払う必要があります。

4 » 検査結果と日常生活の乖離

　MMSEやHDS-Rの質問項目は、正しく答えられるか否かにかかわらず、質問項目自体が比較的簡単なものであることに評価される側の大半は気づきます。

　私たちが日常的に行うやり取りの中で、相手にまじまじと聞くような内容ではないし、前述の通り、むしろ聞かれたら気分を害してしまいかねない内容です。

　認知機能の評価だからということで受けていただいてはいますが、"脳が正常かを調べられている"という印象は受けるでしょう。この評価を受けることによって気分が良くなる人はあまりいないように感じています。

　もちろん、全て問題なく正答して自信や安心につながるケースもあると思いますが、だからといってその利用者に認知機能低下が無いとは言い切れません。あくまで知能検査の網羅する範囲の機能が維持されているにすぎないこともあります。それはどういうことなのでしょうか。

　評価する側である職員は、評価を実施することによって利用者さんの能力を知ることになります。MMSEやHDS-Rの得点、特にカットオフ値以上か否かをもとに、認知症がどの程度進行しているのか

はある程度把握することができます。

　日頃から記憶障害や注意障害など、周囲が理解しやすい認知機能の低下がある場合には、だいたいの得点も予測できます。しかし、それらの知能検査の得点が良好にもかかわらず、何となく疎通がはかりにくい、周囲と上手くやっていけない、といったどこか違和感を覚える利用者は少なからず存在します。

　評価した職員からは「あの利用者さん、意外にも毎回満点に近いよね」という感想を聞く機会も多々あります。初回の評価は利用開始直後に実施するので、その人となりをよく知らない状態です。

　そのため、得点そのままを"その利用者さん"として受け止められることが多いのですが、施設での生活が長くなると先のような感想が出てくることがあります。

　「意外にも」という言葉に象徴されるこの感想は、日常においてその利用者から受ける印象と、知能検査の結果とに若干のずれが生じているということに他なりません。

5 » 会話時の違和感は個性か？
　　認知機能低下による影響か？

　我々が持つ人の印象というものは言動を基にしたもの、つまりコミュニケーション能力を介して感じ取れる情報に依るところが多分にあると思います。そのコミュニケーション能力はいくつかの構成要素から成りますが、言語を伴う『会話』は日々の生活に欠かせないものであり、人の印象を大きく左右するツールでしょう。

　臨床の現場において、利用者に抱く印象と知能検査の結果とに乖離があるケースが存在するということは、日頃のコミュニケーショ

ン能力と知能が必ずしも一致しないことを示しています。中でも、自然状況下で行われる『会話』からは、知能検査には表れにくい『違和感』を見つけ出すことが可能であることを実感させられます。

これまで、その違和感は利用者の個性として看過されていました。話をしているとどこか噛み合わない、スムーズに会話が進まないといった現象はその人の性格として捉えられてきていたのです。

『会話』の中には認知機能に関するヒントが詰まっているにもかかわらず、我々が頼ってしまうのは知能検査の結果に偏りがちでした。

会話中に生じる違和感に認知機能低下が見え隠れしていることに気づかずに、知能検査の結果だけで認知機能の状態を把握しようとすると、実際は何らかの認知機能低下があるにもかかわらず知能検査をカットオフ値以上で通過する人を見逃すことになると考えています。

それはつまり「認知機能低下はないようだが、何となく会話がスムーズに進まない変わった人」と周囲が認識してしまうことを意味します。もしも会話における違和感が認知機能低下の一端であることに気づける評価があれば、職員をはじめ周囲はもっと会話内容に注意し、会話の機会を重視するようになると思います。

CANDyは、そうした臨床現場における意外な結果について踏み込むことのできる画期的な評価法だと私は実感しています。

6 » CANDyの活用法

施設ではCANDyを介護職・看護職・ケアマネージャー・理学療法士・言語聴覚士・言語聴覚士科の臨床実習生が行っています。現

在は施設で行う必須評価ではなく自主的に、会話による評価の有用性やMMSEとの結果との違いを検討するために行っています。

　使い慣れたMMSEとは評価項目が全く異なるためか、ほとんどの職員や実習生はCANDyの質問項目を見た時に戸惑った様子を見せます。MMSEが一問一答に近い形式であるのに対し、CANDyは会話内容を思い起こしたり、質問内容を踏まえながら会話を行ったりする必要があるからです。

　目的は同じでもアプローチの仕方が全く異なるので、評価用紙をしばらく眺めた後、「どう評価してよいのかわからない項目がある」と言い出すことが多々あります。

　評価者が戸惑うような評価法なんて使いにくいのではないか、と思われるかもしれませんが決してそうではないと感じています。職員や実習生たちのこの反応はとても大切なものです。なぜなら、新しい視点を持つことを知った瞬間だからです。

　どう評価してよいか分からないのは、その評価項目について今まで自身が着目していなかったことの表れであり、利用者さんを評価するにあたり欠けていた部分なのだと思います。

　MMSEは目の前の利用者から得られた回答の正誤で得点化するため、良くも悪くもあまり考える必要がありません。そういう意味では誰もが行いやすい検査法ですが、評価している事実は利用者に確実に伝わってしまうため、必ずしも自然状況下での利用者の状態を反映しているとは言えません。

　検査をしますよと宣言され、質問を次々とされていく。「これに正しく答えられなかったら私は認知症かもしれない」という焦りの中で実施されます。その焦りが得点にどう影響するのかはわかりません。緊張感が高得点に結びつくこともあれば、その逆もあります。

前者であればさほど問題はないかもしれませんが、後者であれば利用者さんの能力を過小評価してしまうかもしれません。いずれにせよ、日常の"その利用者さん"そのものを評価できていない可能性は充分にあります。

　対してCANDyは会話を通して評価するため、少なくとも利用者さんに過度な緊張を与えることはなく、自然な状態を評価できます。

　自然体の利用者の評価が重要であることは、臨床の場での経験から痛感しています。その理由は、MMSE等の知能検査の得点が満点に近くとも、認知機能低下が疑われるような会話を行う人と、反対に、多少得点は低くともそれほど会話に問題がない人がおり、実生活上でどちらが問題を起こしやすいかと言えば前者であるためです。

　MMSEの得点が多少低いからといって、実生活上で困ることばかりでもないというのが実情です。たとえば、MMSEでは8点ほどの差がある2人の利用者にCANDyを実施したところ、CANDyではあまり得点差がないこともありました。

　この場合は、MMSEで満点の利用者がCANDyではいくつかの項目の機能低下に該当していました。実際にこのMMSEが満点の利用者は会話中にトラブルを起こすことが多く、問題のある人として周囲からは認識されていました。

　なぜトラブルを起こしてしまうのか、CANDyを実施することで元々の性格によるものだけでなく、何かしらの認知機能低下が生じている可能性に気づくことができました。このことは、「知能」と「円滑な会話に必要な能力」とは完全に一致しているわけではないことを示唆しています。

▶職員によって評価の結果に多少の差異があること

　通常の知能検査であれば、職員によって結果に差が出ることは好ましくありません。評価方法として信頼性に欠けるのでは、と思う人もいるかもしれません。しかし、この得点の差異にはメリットとデメリットがあると考えています。

　メリットとして、CANDyの評価得点をカンファレンスの重要な情報として用いることができる点が挙げられます。同じ利用者さんに対し、複数人の職員がそれぞれCANDyを評価し、皆が持ち寄った内容を照らし合わせて、何をもとにそのような評価得点をつけたのか話し合うのです。職員間で得点に差があれば、それはなぜなのかを検討します。

　質問項目に着目した上で会話を実施し、それを再生しながら十分に分析できたか否かという視点や、利用者さんとの関係性という視点から話を進めています。どちらかというと、前者は会話技術や、会話を思い返して適切に分析できる能力が問われますので、経験豊富な職員の方が正確に評価できる可能性が高いと思われます。

　一方、デメリットとして、CANDyのみで認知機能評価を行う場合は、評価者の（利用者と接する機会としての）経験、評価者と利用者の関係性、評価者の会話技術や分析力が問われます。

　改善のためには日常的に利用者さんと接する機会を増やすと共に、職員の会話技術を意識的に磨くことが大切だと思います。日常会話の中にCANDyの評価項目を盛り込ませる技術を身に着けることで、

会話自体が平坦なものではなく意味のあるものに変化していくと考えています。

　また、評価者によって多少の差が生じやすい傾向にありますから、会話と分析のスキルをある程度備えるまでは、できれば2名以上の結果を比較・検討することが望ましいように思います。

▶職員の会話スキルの向上につながる評価法であること

　会話内容の記憶をもとに、評価項目について検討し得点化する必要があるので、「適当にしゃべる」だけでは評価が実行できません。

　これらを評価するにあたっては、各項目が何を目的としているのか、理解した上で話をしなければなりません。また、得点だけでなく会話中の特徴など、さまざまな面を把握するためにどのような内容を話したのか、それをどう受け止めたのかという会話記録を記載する必要もあります。

　これはMMSEなどに比べるとかなり手間がかかります。ただ、CANDyは認知機能を評価するために必要な項目に絞り込んでいるので、CANDyは評価に向けた会話の道しるべのような存在だと感じています。

　職員や実習生にとって、どのような訊き方をするか、話題の設定、会話途中で意図しない方向に進んだ際の対処法等々、会話に向けての準備をしてもらうということは良い経験になると思っています。

　CANDyの項目に沿って会話し、それを検討するためには、相手任せではなく、評価者自身がさりげなく会話の主導権を持つ技術も求められます。相手の出方を待つ場合もあれば、評価項目の目的次第では相手の表現を誘導する技術も身に付ける必要があります。

評価者側に会話のスキルがないのに相手を評価するというのは非常に困難なことと、CANDyを実施していると痛感します。CANDyを用いた会話スキルに関する新人コメディカルである職員Aの事例を紹介します。

　Aは学校卒業後、本施設に就職した経験6か月の男性職員です。元々寡黙で会話が苦手だそうです。表情や感情表現も乏しく、利用者さんとのコミュニケーションにも消極的でした。そのためか、利用者さんからリハビリの誘いを拒否されることも度々あり、本人も悩んでいる様子でした。

　Aは就職後3〜4か月目から時折MMSEを任されるようになりました。近くでその様子を見ていると、検査を淡々と行っているが、気になるのは話し方です。表情も声の抑揚もほとんどないので、無機質な感覚すら覚えます。利用者がMMSEを受ける際に不快に感じるケースそのものといった感じでした。

　5か月ほど臨床経験を積んだので、CANDyを用いての評価を依頼しました。当然のごとく、評価用紙を見て「どう評価すればいいのかわからない」と言います。まずはAがよく担当する利用者であるBさんについて、今までの会話を基に自分なりに評価してみるよう促しました。ちなみに、BさんのMMSEの得点は毎回26点前後です。

　私から見たBさんは、時折物忘れや同じような話を繰り返すことはありますが、会話に対して積極的で自ら質問したり、話を広げたりもできる人です。

　評価項目内で問題があるとすれば、1-1：「会話中に同じことを繰り返し質問してくる」で1点（時折みられることがある）、1-2：「話している相手に対する理解が曖昧である」で1点、4-1：「話がまわりくどい」で1点の計4点と評価しましたが、その結果はAには

伝えずに評価してもらいました。

Aは、1-3：「どのような話をしても関心を示さない」、2-3：「話が続かない」、3-1：「話を早く終わらせたいような印象を受ける」、4-2の「最近の時事ニュースの話題を理解していない」、4-3：「今の時間（時刻）や日付、季節などがわかっていない」を0とした以外は全て1としており、計10点と評価しました。4-3に関してはMMSEの見当識の結果を基にしての評価だと思います。10項目を1とした理由についてたずねてみたのでいくつか例を挙げてみます。

2-1：「会話の内容に広がりがない」に関しては、ずっと茶道の話をしていて内容が広がらないからと言います。ですが、Bさんの茶道の話は、流派や茶道を学んだ地域のこと、どのような生徒さんがいたか、足が痛くなってからも工夫しながら茶道を続けたことなど、「茶道」というトピックの中に入るものの、そのトピック内で枝分かれしてエピソードを語れていました。

Aはそれに対しあまり質問をせずに「へえー、そうなんですか」と繰り返しており、肝心の質問の変更をほとんど行えていませんでした。Aはトピックの転換がなされないことに注目していますが、話している内容が茶道という内容の中で細分化されていることが重要なポイントであることに気づけていませんでした。

2-2：「質問をしても答えられず、ごまかしたり、はぐらかしたりする」に関しては、どこが痛いですかと聞いたら「足です」と言い、足のどの辺ですかと聞いたら「どの辺って言われても…全体なんですよね、とにかく足なんです」とはぐらかして答えたからと言いました。

Bさんはリンパ節の手術の後遺症で足全体がひどい浮腫で腫れ上がっています。なんとか歩行はできていますが、歩くたびに足全体

が痛むのは当然で、答えとしては間違えていません。

　足全体と言うのが本当なのであるからごまかしているわけではなく、質問内容が適切でないことにAは気づけていません。この場合は、先程の茶道の話題を例にとると、「茶道の時に必要な道具はどのようなものがありますか」など、具体的に答えることが可能な内容を問うた上で評価すべきです。

　3-3：「平易な言葉に言い換えて話さないと伝わらないことがある」に関しては、ここで待っていてください、と言うと「え？」と返されるのが2回続いたのですが、ここで座っていてくださいと言うと「はいはい」と座ったからだと言いました。

　「待っていて」と「座っていて」は同義語を平易な言い方に変えているわけではなく、Aの頭の中に浮かんでいたであろう「ここで座って待っていて欲しい」を分けただけです。どちらが平易な言葉か、という比較ができませんが、Aとしては言い方を変えなければ伝わらなかった、という印象で評価をしてしまったようです。

　また、Bさんには軽度の難聴があるので、声の大きさや単語によっては聞き取りにくいこともあることもAは考慮に入れ忘れていました。

　その後、AにはCANDyの評価にあたって、利用者さんとの会話の際に留意する点や前もって準備しておく点についてしばらく話し合いました。もちろん、私の評価方法が必ずしも正しいとは言えませんが、評価にあたって備えるべき技術については日々のCANDyの評価の際に検討しているので、その経験を基にさまざまな視点をAに伝えました。

　Aが経験7か月を過ぎる頃、同じ利用者をCANDyで評価したところ、得点差は2点に縮まっていました。得点差が少ないということ

は、互いに同じような視点を持ち分析した結果だといえます。実際に評価の理由を一つひとつ照らし合わせてみると、似たような会話経験に基づいて評価していることがわかりました。

　同じ利用者さんを複数の職員が評価し、得点に差があったとしても、一旦カンファレンスを行って、その結果に至った理由を聞くことが大切です。評価した職員は、それぞれその利用者との異なる関係性や、やり取りがあるはずなので、CANDyを通じて自分の知らない情報を得られる機会にもなるからです。

　Aは以前に比べ、かなり会話スキルが上がったと他職種からも評価されています。黙々と利用者に対応していたのが、最近では話が弾んでいることも多いと聞いています。知らず知らずのうちに、CANDyの評価項目を念頭に置くことで苦手な「会話」を克服しつつあるのを嬉しく感じています。

▶複数回のCANDyの実施で評価者と利用者の変化に気づける評価法であること

　1回目の評価と、何度か会話を重ねた後の評価とでは結果が異なることがあります。ほぼ会話を行うのが初めての状態で30分会話をするのと、馴染みの関係になってから30分会話するのとでは、認知機能の状態にかかわらず心持ちも変わってくると思います。

　利用者さんの中には口下手であったり、人見知りであったりとさまざまな人がいますし、それは職員も同じです。よく、初めて会った時には緊張して話が続かず、静まり返る時間が重たく感じたけれども、仲良くなるにつれて安心感も増し、話題に事欠かなくなった、ということがあります。

反対に、最初はいい人だと思ったのにだんだん気が合わなくなって話を早く切り上げたくなった、ということもあるでしょう。このような関係性の変化は、利用者さんと職員の間にも同じように生じてくると思います。

　同一人物を2回、3回と一定の期間を空けて実施することで、評価の得点が変化することもあります。実際に、職員Cは両方のパターンを経験しています。

　利用者Dさんに関して初回評価時には9点でしたが、会話回数が増え仲良くなることで評価が4点に減少しました。また、利用者Eさんに関しては、Eさんが人に対する好き嫌いが激しい性格ということもあり、Cのある発言を機にCを嫌うようになり0点から4点に増加しています。

　CANDyは本来、認知機能を評価することが目的であるため、この評価得点の変化を認知機能の改善や低下と捉えるべきなのかもしれませんが、関係性による得点の推移としても参考になる部分は少なくないと思います。

　評価得点の変化に関しては、たとえば、引きこもっていて人との接触が少なかった利用者が、デイケアを利用することで職員との会話が増え、認知機能が向上したとも考えられます。また、感情の起伏の激しさからCANDyの得点が徐々に高くなる傾向にあれば、感情抑制機能の低下にみられる認知機能障害の始まりを表しているかもしれません。

　このような得点の変化を追うことによって、MMSE等の知能検査の結果の推移とはまた違った角度から利用者の状態を検討するツールとなり得ると思っています。

　職員側から見れば、得点の変化によって自身の会話スキルや利用

者と良好な関係性を構築できているか否かなど、客観的に考えるためのツールにもなります。

　今後も、利用者さんを含め高齢者が自尊心を保ち、高齢者に携わる人々とより良い関係性を構築できるよう、CANDyの活用法や有用性を検討していきたいと考えています。

2　医療機関との共同研究と特別養護老人ホームでの活用事例

　高齢者施設では、あまり認知症の心理検査は行われていません。その理由として、結果を解釈できる心理の専門職がいないことや、検査そのものが知られていないことがあります。

　その他にも、心理検査に対して利用者が抵抗を示した場合、関係性が崩れてしまうのではないかという職員側の懸念により、実施をためらうケースがあります。

　医療機関の場合、高齢者は検査を受けに来ているという心の構えがある程度できていますし、入院も基本的には短期間なので、職員との関係性も一時的なことが多くなります。

　一方、高齢者施設の場合、そこは生活の場になりますから、職員と認知症の人の関係は長期にわたります。一旦関係性が悪化してしまうと、修復が難しくなるという可能性もあります。

　このような事情がある高齢者施設において、正解・不正解のないCANDyは使いやすいというメリットがあります。また、評価のために会話をすることで、利用者との会話機会を増やすことにもつながります。

　ここで紹介する事例は、アルツハイマー型認知症のFさんです。Fさんは入所時から職員の問いかけに対して「うん」と短く応じることはありましたが、自分から職員や他の利用者さんに話しかけることはなく、車いすでじっと過ごす日々を送っていました。

　認知症はだいぶ進行している様子がうかがえますが、心理検査等を用いた客観的な評価はされていませんでした。そこで、CANDyを活用すると共に、評価に伴って会話を増やせないかという取り組みを実施することにしました。

　なお、研究も目的に含まれていたため、MMSEも実施しました。2つの評価を行ったところ、CANDyは26点、MMSEは4点でした。これらの結果からも認知症が進行していることがうかがえます。

　CANDyの評価のために会話を始めてみると、それまでにはないFさんの様子が見られるようになりました。「おはよう」、「おねいちゃん」、「おなかすいたわ」と話しかけたり、手を差し出すと握手をしてくれたりします。

　コミュニケーションの頻度が増えていくと「ここ、私の部屋やで」と介助をしている時に教えてくれたり、他の利用者さんに対しても「もう寝る時間かな」と自分から話しかけたりするようになりました。

　次第にレクリエーションにも興味を示すようになり、折り紙に取り組むなど、自発的な様子も見られるようになりました。

　それまで、職員らはFさんの能力を過小評価していました。普段

職員が声をかけても反応が乏しいので、会話ができない人、レクリエーションには興味を示さない人と認識されていたのです。

認知機能の評価という目的ではありましたが、CANDyの使用をきっかけにコミュニケーションが始まり、Fさんの本来の姿がみられるようになってきました。このような体験をした職員らの感想は、「コミュニケーションが増えるだけで、こんなにも状態が変わるのか」というものでした。

私たちが認知症の人の生活について把握する際、家族などの介護者に対してばかり訊ねて、認知症の人はなおざりになっていることも少なくありません。そこには、認知症だから訊いても答えられないだろうという偏見が含まれているのかもしれません。

認知症ケアの主体は認知症の人自身です。認知症の人と会話をし、その人自身の好きなことや興味のあること、そして何よりも本人がどうしたいと思っているのか、生活の願望を把握することが大切です。

認知機能の評価を伴うCANDyの実施により、その人らしい生活を継続するためにはどのようなケアをすればよいのか、ヒントを得ることができることを実感した事例でした。

2 » コミュニケーションが増えることは 利用者の生活の質向上に役立つ[2]

高齢者施設の課題の一つに、職員と利用者さんとの会話が少ないこと、会話があっても介助に関する声かけがほとんどだということがあります。

実際、ここで取り上げる施設でも課題として1. 職員が業務に追

われ、介助以外のコミュニケーションがほとんどないこと、2. 職員の言動を理解しにくい認知症の利用者さんとのコミュニケーションの時間が特に少ないことが職員から挙げられていました。

コミュニケーションの時間が取れないのはなぜなのでしょうか？この理由の一つとして、コミュニケーションを取ることが業務として認識されていないことがありました。

つまり、介助など体を動かすことが仕事であって、利用者さんとの会話は空き時間に行うものと認識されていたのです。時には、「利用者さんと会話をしていると仕事をさぼっていると思われる」と話す職員もいました。

そこで、短時間であっても利用者さんと会話をするための時間を意図的に業務の中に組み込むことにしました。つまり、「9時から9時10分は利用者さんと会話することが仕事」というようにルールを決めてしまったのです。

コミュニケーションを取る際は、視線を合わせること、利用者さんの身体に触れながら声かけをすること、優しいトーンで穏やかに話しかけること、の3点に注意することにしました。ここでは、言語面だけでなく、非言語面や、他の感覚を刺激するという点に配慮しています。

10名の利用者さんに対して1か月間の取り組みを行った結果、認知症の人の日頃の生活の中で楽しそうな表情や安心して生活しているような様子が増えた一方、怒りっぽさや介助への抵抗、落ち着きのない様子が見られることが減少しました。

職員からも「心が通じ合うように感じた」、「普段見られていなかった表情が見られた」といった感想がありました。1日の中のわずかな時間でもコミュニケーションを増やすことは、認知症の人の生

活の質を向上させることに役立つことがわかりました。

3 » 専門職と家族介護者による評価精度の違い

　CANDyを評価するためには一定の認知症に関する知識を備えていることが必要です。

　一方で、CANDyは家族介護者などにも用いられています。通院時に自らCANDyを評価したシートを持ってくる家族もいるそうです。家族介護者による評価はどの程度正確なのでしょうか？

　CANDyの特徴の一つに、よく知った人であれば普段の会話を思い出して評価することができる、というものがあります。ところが、この方法を用いて家族介護者に評価を求めた場合、専門職による評価と比べてより認知機能を悪い方に評価しがちである傾向があります[3]。

　家族介護者は認知症の人と日頃からかかわっています。そのため、介護者自身が感じている負担感といった別の要因がCANDyの評価に影響してしまうようです。

　こちらはまだ検証中のデータなので、はっきりとしたことは言えません。とはいえ、少なくとも家族介護者による評価はそのまま用いるのではなく参考程度に留め、あらためて専門職による評価を行うことが現時点では推奨されます。

4 » CANDyの各項目と認知症との関係性

　CANDyは15項目の評価法ですが、その後の研究で、各項目についてもう少し詳しく分析しました。

具体的には、MMSEの得点を基に3つのグループ（24点以上、20
－23点、19点以下）に分け、このグループでCANDyの各項目の評
価がどれくらい異なるのかを検証しました[4]。

　その結果、1-1. 会話中に同じことを繰り返し質問してくる、
4-3. 今の時間（時刻）や日付、季節などがわかっていない、5-1.
先の予定がわからない、など主に記憶や見当識に関する会話の特徴
8項目がMMSEの得点が低下するごとに見られやすくなる傾向があ
りました（図5-1）。

　こちらもまだ検証中のデータですが、認知機能の状態を手早く把
握するためには、この8項目に着目してみると良いかもしれません。

　CANDyは認知機能を評価するためのツールです。ただ、評価の
ためであったとしても、認知症の人との会話が増えてほしいと思っ
て開発しました。できる限り、会話の時間を確保してもらいたいと
思います。

図5-1　MMSE得点別のCANDy各項目得点の比較

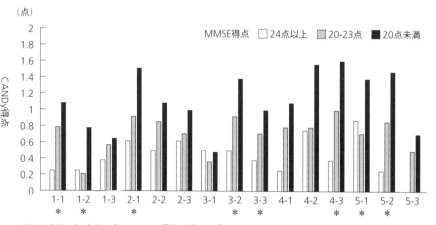

※アスタリスク（＊）がついている項目がグループ間で統計的に有意な差が見られた項目

（大庭・佐藤, 2020）

3 CANDyにある課題とは

CANDyはまだ新しい評価法です。そのため、研究上の課題も数多くあります。

たとえば、評価者間信頼性の問題があります。活用例にもあったように、同じ利用者さんを2名の職員で評価した場合に得点が異なる場合があります。なぜ評価が異なったのか、項目について詳細に検討することが臨床上は有用ですが、職員間の評価の差異が統計的に許容される範囲なのかは現在検証を進めています。

また、認知症の人に対しての精度は検証できていますが、認知症の前駆段階とされる軽度認知障害（MCI）の人に対する精度はまだわかっていません。MCIの段階から会話の特徴に変化が見られるようであれば、早期発見、早期支援につなげられるかもしれません。

AI（人工知能）による認知症の判定は可能でしょうか？3章で取り上げたように、テレノイドをはじめ他にもさまざまなコミュニケーションロボットが開発されています。これらのロボットとの会話の中でCANDyは活用できるのでしょうか。このテーマについては、企業や研究者からの問い合わせが増えています。

興味は尽きませんが、これらの課題については現在研究を進めている最中です。近い将来、読者の皆さんにも情報をお届けできると思います。

日常会話の中から認知機能の状態を評価するという手法は、単なる評価だけでなく会話を通じて認知症の人の生活の質を向上することにも役立ちます。認知症の人がより良く生活することができるよ

うにするために、CANDyを活用いただけたら幸いです。

4 「予防介護」のススメ

　ここまで本書を読んできた方なら、第1章で示したタケダさんの行動の理由もわかったのではないでしょうか。

　タケダさんが帰ろうと病棟を出ていこうとしたため、看護師Aは慌ててしまいました。タケダさんは杖をついており歩行が不安定なので、看護師Aは転倒を心配したのでしょう。やりとりをしているうちにタケダさんがそわそわしてきたのは、もしかしたら看護師Aの動揺が伝染してしまったのかもしれません。

　途中から看護師Bも加わり2人で声をかけたため、タケダさんは注意の抑制が上手くできず何を言われているのかわからなくなってしまい、次第に混乱や怒りなどのネガティブな感情が強くなってきたのではないでしょうか。

　ネガティブな感情が高まっている時だったので、「お茶でも飲みましょう」、「もう少し待ちましょう」という声かけは、「家に帰りたい」というタケダさんの自律を阻害する説得として受け取られていたのだと考えられます。

　認知症の人がネガティブな感情状態になればなるほど、かかわることは難しくなります。声のかけ方などの工夫はできますが、同じ方法で上手くいくこともあれば、そうでないことも少なくありません。

　では、どうすればよいのでしょうか。ポイントは、〈デイルーム

で独り座ってテレビを眺めている〉という、タケダさんが行動を起こす前の状況にあります。

周囲とのかかわりがなくポツンと一人座っています。テレビもただ眺めているだけで、楽しんで見ているわけではありません。おそらく、タケダさんは強い孤独を感じていたと思います。

「この場所は安心できない」、「ここにいたくない」という気持ちが、帰ろうとする行動につながったのではないでしょうか。立ち上がった時には既にネガティブな感情が優位になっていたと考えられます。

タケダさんの視点に立てば、孤独感が生じないようにするかかわりが求められることがわかります。つまり、職員からのコミュニケーションを増やすことが必要なのです。

現実として、ゆっくり話をする時間を取ることは難しいかもしれません。ただ、1回1回の会話は短くても、頻度を増やせばその度に孤独感は和らぎます。また、「私はタケダさんに目を向けていますよ」というメッセージを暗に伝えることにもなります。

このような、認知症の人や介護者が困ってしまう問題が生じることを未然に防ぐケアの方法を、筆者らは「予防介護」と呼んでいます。

似たような言葉の介護予防がよく知られていますが、これは介護が必要な状況にならないようにするための取り組みのことです。一方、予防介護はケアの方法であるという点で異なります。

1日は24時間と決まっています。1日の中で認知症の人がポジティブな気分でいる時間を増やすことができれば、相対的にネガティブな気分でいる時間は減少します。認知症の人の生活の質が向上すればケアに携わる私たちの心にも余裕ができ、それがまたより良い

ケアにつながるという好循環が生まれます。

　予防介護では、認知症の人や私たちが「困ってからどうするか」
ではなく、そもそも「困らないようにするにはどうすればよいか」
を考えます。その実践のカギとなるのが、認知症の人とのコミュニ
ケーションに他なりません。

協力：新田慈子（大阪府社会福祉事業団OSJ研修・研究センター客員研究員）

　「はじめに言葉があった。」　新約聖書のヨハネ福音書冒頭のフレーズです。キリスト教徒でない人にもよく知られています。解説書によると、「言葉＝ロゴス」とはイエスはもとより神のさまざまな意思を指すとのことですが、意思は認知によって生じるということを鑑みると、神の認知、そしてその子どもたちである人間の認知を指し示す言葉でもあるのかもしれません。

　聖書を離れるとしても、「言葉＝認知」は人の人らしい特性であることは確かです。したがって、認知症の人の認知機能を言語・非言語の両者を含むコミュニケーションから捉えることは、認知症の人を知るうえで必要なアプローチだと私たちは考えています。

　コミュニケーションには認知症の人の特徴がいろいろな形で表れているのですが、介護現場では会話に現れる特徴をその人の「性格」と捉えてしまうことが多く、認知機能の程度を知るためにはいわゆる知能検査に頼っていることが多いようです。

　認知症の人のコミュニケーションには、日常生活にかかわる認知機能の問題が表れています。介護現場でCANDyを実施した職員は、「そのことに気づかせてくれるCANDyは画期的な評価法」と述べてくれました。MMSEが満点の利用者の中にCANDyではいくつかの項目で機能低下が示された方の例が示されています。その方は日常生活の中でトラブルを起こすことがたびたびあったとのことでした。

　また、認知症の検査としてCANDyを実施することを目的にマニュアルの会話例を手元に置いて話し始めてみると、次第に会話が弾

むようになり、利用者が積極的になるなどのポジティブな変化が見られるようになった例もありました。このような認知症の人の様子を見て、それがその人の本来の姿と気づいたとのことです。

私たちもCANDyを介護施設で実施する中で、童謡を一緒に歌ったり、絵本を読んでもらったりすると、その様子を傍らで見ていた職員さんやご家族が驚くシーンに何度も出くわしました。そして必ず、「こんなふうに歌ったり、絵本を読んだりできるとは思わなかった」と仰います。よく「認知症の人の残存能力」ということを言います。しかし、会話などのコミュニケーションを注意深く観察すれば、認知症になっても生活に役立つという意味の残存能力などではなく、その方の本来の姿が現れているに過ぎないことがわかります。認知症の人とコミュニケーションをとることは難しい面もあります。しかし、介護することばかりに目が向いて、その人らしさに目が向かなくなってしまうと、「認知症の人」にかかわるだけになってしまいます。すると本人も「認知症の人」になってしまうのです。

医療の場面では、患者はいつのまにか患者役割を演じるようになります。医療者側も医師や看護師の役割を演じてしまいます。そこに落とし穴が潜んでいます。しかし、コミュニケーションをとることによって、お互いのその人らしさが現れてきます。認知症の人の生活機能を判断するにはその人らしさを知ることが必要です。もちろん医療者役割と患者役割が大事なこともあります。医師や看護師の指示に患者が従うことは、治療にはとても大事だからです。つまり、こうした事情をよく理解しておくことが、医療場面や介護場面ではとても大切なことなのです。

ですから、患者や施設利用者とのコミュニケーションはとても重

要です。しかし、介護施設における認知症の利用者と職員の日常会話量は全業務の1〜2％に過ぎず、しかもその多くはケアのための声かけであるという調査結果が本書の中で示されています。認知症の人のその人らしさが現れるようなコミュニケーションは、職員側が意識的に行おうとしないとできないということがわかります。

　本書では、認知症の人のコミュニケーションの特徴に関する内容とCANDyの解説および実施事例を示しました。現時点では、認知機能の低下を会話の特徴から判定する方法はCANDy以外にはありません。そして、CANDyを実施するための会話例が、医療や介護場面での会話の促進に向けての第一歩として役立ちます。

　私たち著者は二人とも心理学者です。共に臨床場面にも長く関与しています。心理学からみた認知症の人とのコミュニケーション、という観点から本書は構成されています。医療や介護を専門とされている方々とは異なる考え方があるかもしれません。しかし、認知症の人は脳実質に異常のある「病人」ではありますが、その病気と共にある「生活者」でもあるのです。私たちは、医療者や介護者も認知症のその人の本来の姿を見抜いて対応することがとても大事なことだと考えています。本書がそのお役に立てれば幸いです。

　CANDyはまだまだ未熟なツールです。今後の計画としては、臨床現場で使用しやすい短縮版の作成、スマートホンで利用できるアプリの作製、見守りロボットへの搭載、家族など非専門家でも使用可能な様式の作成、総合的なコミュニケーション評価法の一部としての活用、多様な用途を前提とする会話マニュアルへの改訂、MCIなどの軽度な認知機能低下の判別などを予定しています。CANDyの今後の進化を見守っていただきますようお願い申し上げます。

　なお、本書を上梓するにあたって、社会福祉法人大阪府社会福祉

事業団研修・研究センター研究員で言語聴覚士の新田慈子先生には、言語の専門家としての立場からCANDyを高齢者施設で使用していただいた際の評価を含む事例をご提供いただきました。また、日本看護協会出版会の青野昌幸様には、本書の企画から構成内容に至るまで貴重な助言を賜りました。ここに記して深甚なる感謝を申し上げます。

2021年春　大庭 輝・佐藤眞一

文献リスト

第1章

1）Livingston, G., Huntley, J., Sommerlad, A., Ames, D., et al.（2020）. Dementia prevention, intervention, and care: 2020 report of the Lancet Commission. Lancet, 396, 413-446.

2）World Health Organization.（2019）. Risk reduction of cognitive decline and dementia. WHO guidelines. Geneva: World Health Organization.（WHOガイドライン『認知機能低下および認知症のリスク低減』邦訳検討委員会（2019）. 認知機能低下および認知症のリスク低減. WHOガイドライン. 株式会社日本総合研究所）. https://www.jri.co.jp/MediaLibrary/file/column/opinion/detail/20200410_theme_t22.pdf 2020年12月5日検索

3）American Psychiatric Association.（2013）. Diagnostic and statistical manual of mental disorders, 5th edition: DSM-5. American Psychiatric Pub Inc, Washington.（アメリカ精神医学会（日本精神神経学会監修、髙橋三郎・大野裕監訳）（2014）. DSM-5 精神疾患の診断・統計マニュアル. 医学書院）.

4）World Health Organization.（2018）. International Statistical Classification of Diseases 11th Revision.
（Retrieved from https://icd.who.int/en 2020年12月3日検索）

5）Kirschenbaum, H., & Henderson, V. L.（1989）. The Carl Rogers Reader. Sterling Lord Literistic Inc, New York.（H. カーシェンバウム・V. L. ヘンダーソン編（伊東博・村山正治監訳）（2001）. ロジャーズ選集（上）カウンセラーなら一度は読んでおきたい厳選33論文. 誠信書房）.

6）杉本助男（1986）. 感覚遮断環境下の人の心的過程. 社会心理学研究, 1, 27-34.

第2章

1）藤田雄・大庭輝・宮裕昭・中野明子他（2020）. 外来通院中の軽度認知障害と初期認知症の高齢者本人におけるニーズおよび生活への願望の把握. 高齢者のケアと行動科学, 25, 84-98.

2）Boden, C.（1998）. Who will I be when I die? Harper Collins Publishers, Sydney, Australia.（クリスティーン・ボーデン（桧垣陽子訳）.（2003）. 私は誰になっていくの？ アルツハイマー病者からみた世界. クリエイツかもがわ.

3）厚生労働省（2020）. 令和元年簡易生命表の概況.
（https://www.mhlw.go.jp/toukei/saikin/hw/life/life19/dl/life19-02.pdf 2020年12月3日検索）

4）Maslow, A. H.（1943）. A theory of human motivation. Psychological Review, 50, 370-396.

5）Kitwood, T.（1997）. Dementia reconsidered. Open University Press, London.（『トム・キットウッド著、髙橋誠一訳（2017）. 認知症のパーソンセンタードケア』クリエイツかもがわ.）

6）日本学術会議（2014）. 超高齢社会のフロントランナー日本：これからの日本の医学・医療のあり方.

（http://www.scj.go.jp/ja/info/kohyo/pdf/kohyo-22-t197-7.pdf　2020年12月3日検索）

7）Beerens, H. C., Zwakhalen, S. M. G., Verbeek, H., Tan, F. E. S., et al.（2018）．The relation between mood, activity, and interaction in long-term dementia care. Aging & Mental Health, 22, 26-32.

8）内閣府.（2018）．平成30年版高齢社会白書.
（https://www8.cao.go.jp/kourei/whitepaper/w-2018/html/zenbun/index.html 2020年12月20日検索）

9）Mallidou, A., Cummings, G. G., Schalm, C., & Estabrooks, C. A.（2013）．Health care aides use of time in a residential long-term care unit: A time and motion study. International Journal of Nursing Studies, 50, 1229-1239.

10）Ward, R., Vass, A. A., Aggarwal, N., Garfield, C., et al.（2008）．A different story: Exploring patterns of communication in residential dementia care. Ageing and Society, 28, 629-651.

11）Gardiner, C., Laud, P., Heaton, T., & Gott, M.（2020）．What is the prevalence of loneliness amongst older people living in residential and nursing care homes? A systematic review and meta-analysis. Age and Ageing, 49, 748-757.

12）Sun, W., Matsuoka, T., Oba, H., & Narumoto, J.（2021）．Importance of loneliness in behavioral and psychological symptoms of dementia. International Journal of Geriatric Psychiatry, 36, 540-546.

13）大庭輝・佐藤眞一（2019）．認知症の"自律"支援．山川みやえ・土岐博・佐藤眞一（編）ほんとうのトコロ、認知症ってなに？ pp. 153-164. 大阪大学出版会.

14）Singer, T., Seymour, B., O'Doherty, J., Kaube, H., et al.（2004）．Empathy for pain involves the affective but not sensory components of pain. Science, 303, 1157-1162.

注）
佐藤眞一（2012）．認知症　不可解な行動には理由がある．ソフトバンク新書

第3章

1）Vargas, M. F.（1987）．Louder than words: An introduction to nonverbal communication.（マジョリー・F・ヴァーガス著（石丸正訳）（1987）．非言語（ノンバーバル）コミュニケーション．新潮選書）.

2）Mehrabian, A.（1981）．Silent Messages: Implicit communication of emotions and attitudes. Wadsworth Publishing Company, Inc., California.（マレービアン・A著（西田司・津田幸男・岡村輝人・山口常夫共訳）（1986）．非言語コミュニケーション．聖文社）.

3）新田慈子（2017）．認知症高齢者における社会的認知機能測定法の検討．大阪大学修士論文（未公刊）.

4）Sturm, V. E., Yokoyama, J. S., Seeley, W. W., Kramer, J. H., et al.（2013）．Heightened emotional contagion in mild cognitive impairment and Alzheimer's disease is associated with temporal lobe degeneration. Proceedings of National Academy of Sciences of the United States of America, 110, 9944-9949.

5）Henry, J. D., Ruffman, T., McDonald, S., O'Leary, M. A. P., et al.（2008）．Recognition of disgust is selectively preserved in Alzheimer's disease. Neuropsychologia 46, 1363-1370.

6）Hochschild, A. R.（1983）．The managed heart: Commercialization of human feeling. University of California Press, Oakland.（A. R. ホックシールド著（石川准・室伏亜

希訳）（2000）．管理される心─感情が商品になるとき─ 世界思想社）

7）佐藤眞一（2018）．認知症の人の心の中はどうなっているのか．光文社．

8）都築誉史（2010）．判断と意思決定．箱田裕司・都築誉史・川畑秀明・萩原滋著．認知心理学．pp.281-306．有斐閣．

9）International Psychogeriatric Association（2010）．The IPA complete guide to behavioral and psychological symptoms of dementia.（日本老年精神医学会監訳（2013）．認知症の行動と心理症状BPSD第2版 アルタ出版）

10）日本認知症学会．（2020）．日本認知症学会専門医を対象にした、新型コロナウイルス感染症蔓延による認知症の診療等への影響に関するアンケート調査結果.（http://dementia.umin.jp/pdf/kekka.pdf 2020年12月3日検索）

11）Williams, K. N., Herman, R., Gajweski, B., & Wilson K.（2009）．Elderspeak communication: Impact on dementia care. American Journal of Alzheimer's Disease and Other Dementias, 24, 11-20.

12）Ikeda, M., Mori, E., Hirono, N., Imamura, T., et al.（1998）．Amnestic people with Alzheimer's disease who remembered the Kobe earthquake. British Journal of Psychiatry, 172, 425-428.

13）Rubin, D. C., & Rahhal, T. A.（1998）．Things learned in early adulthood are remembered best. Memory & Cognition, 26, 3-19.

14）Hall, E. T.（1966）．The Hidden Dimension. Doubleday & Company, Inc., New York.（エドワード・ホール著（日高敏隆・佐藤信行訳）（1970）．隠れた次元．みすず書房）.

15）Sorokowska, A., Sorokowski, P., Hilpert, P., Cantarero, K., et al.（2017）．Preferred interpersonal distances: A global comparison. Journal of Cross-Cultural Psychology, 48, 577-592.

16）Rapp, M. A., & Gutzmann, H.（2000）．Invasions of personal space in demented and nondemented elderly persons. International Psychogeriatrics, 12, 345-352.

第4章

1）Lai, J. M., Hawkins, K. A., Gross, C. P., & Karlawish, J. H.（2008）．Self-reported distress after cognitive testing in patients with Alzheimer's disease. The Journals of Gerontology Series A: Biological Sciences and Medical Sciences, 63A, 855-859.

2）Snowdon, D.（2001）．Aging with grace. Bantam, New York.（デヴィッド・スノウドン著（藤井留美訳）（2018）．100歳の美しい脳 アルツハイマー病解明に手を差し伸べた修道女たち 普及版．株式会社DHC）.

3）大庭輝・佐藤眞一・数井裕光・新田慈子他（2017）．日常会話式認知機能評価（Conversational Assessment of Neurocognitive Dysfunction; CANDy）の開発と信頼性・妥当性の検討．老年精神医学雑誌, 28, 379-388.

4）Oba, H., Sato, S., Kazui, H., Nitta, Y., et al.（2018）．Conversational assessment of cognitive dysfunction among residents living in long-term care facilities. International Psychogeriatrics, 30, 87-94.

5）新田慈子（2017）．認知症高齢者における社会的認知機能測定法の検討．大阪大学修士論文（未公刊）.

第5章

1）　Yamamoto, M., Tokugawa, Y., Oba, H., & Sato, S.（2018）．Conversational assessment of neurocognitive dysfunction, Alzheimer's Disease International's 33rd conference, USA.

2）　Machiba, A., Tokugawa, Y., Oba, H., Sato, S.（2018）．Increased communication to have a positive influence on QOL of facility users, Alzheimer's Disease International's 33rd conference, USA.

3）　大庭輝・樋山雅美・成本迅（2020）．家族介護者による日常会話形式による認知症評価法の精度．第35回日本老年精神医学会発表抄録集, 164.

4）　大庭輝・佐藤眞一（2020）．日常会話式認知機能評価の項目別の比較検討．日本老年社会科学会第62回大会抄録集, 147.

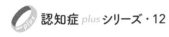

認知症 plus シリーズ・12

認知症 plus コミュニケーション
怒らない・否定しない・共感する

2021年6月10日　第1版第1刷発行　　　　　　　　　　〈検印省略〉
2023年4月10日　第1版第2刷発行

著●大庭 輝・佐藤眞一

発行●株式会社 日本看護協会出版会

〒150-0001　東京都渋谷区神宮前5-8-2　日本看護協会ビル4階
〈注文・問合せ/書店窓口〉Tel / 0436-23-3271　Fax / 0436-23-3272
〈編集〉Tel / 03-5319-7171
https://www.jnapc.co.jp

デザイン●大野リサ
表紙カバーイラスト●コーチはじめ
印刷●株式会社 フクイン

©2021 Printed in Japan　ISBN978-4-8180-2341-3